La dieta Frankenstein

Lo que no te cuentan de la vida antes, durante y después de la cirugía bariá-trica para adelgazar

Andrew Jones

Copyright ©Andrew Jones
ISBN: 9798873858279
Independently published
Diseño de portada: The Writer Raccoon
Corrección: The Writer Raccoon
Maquetación: The Writer Raccoon

A ti, que luchas a pesar de las dificultades por mejorar tu salud y tu calidad de vida.
A todos los que trabajan cuidando de nosotros.

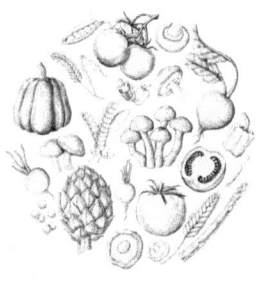

CAPÍTULO 1:
PRIMEROS PASOS

Si has llegado hasta este libro es porque te estás planteando la posibilidad de pasar por una cirugía bariátrica, o tal vez ya hayas pasado por ella, incluso. Sea cual sea el caso, es un paso muy importante que has de pensar detenidamente, y para ello lo mejor es contar siempre con la máxima información posible.

En este libro te lo contaré todo y despejaré todas tus dudas. Encontrarás todo lo siguiente:

- te explicaré de forma sencilla y detallada en qué consiste la cirugía bariátrica y qué tipos hay
- te contaré cómo es el proceso para llegar a ella en España
- te detallaré pros y contras de la cirugía
- te desvelaré todos los secretos que jamás cuentan sobre la cirugía bariátrica
- te explicaré paso a paso el proceso postquirúrgico y sus diferentes fases
- te enseñaré menús de ejemplo adaptados a cada fase

- responderé a las dudas más frecuentes basándome en las preguntas que suelen hacerme y que yo también me hice
- haré un balance final para ayudarte a tomar la decisión que cambiará tu vida

Y todo esto llevándote de la mano, desde el primer paso hasta el último, basado en evidencia empírica y en experiencia de primera mano, guiándote durante todo el proceso mientras te cuento cómo fue para mí recorrer este camino que ahora piensas en recorrer tú.

Bienvenido a la dieta Frankenstein.

Bien, lo primero de todo: ¿por qué la llamo la dieta Frankenstein? Pues es bastante sencillo... y poco original, lo reconozco. Como tras la cirugía bariátrica el aparato digestivo sufre modificaciones, cortes, costuras y grapados... bueno, te lo puedes imaginar. Después de operarme, bauticé cariñosamente a mi estómago como Frankie, de Frankenstein, para acostumbrarme a tratarlo con todo el mimo que se merecía. Y de ahí nace la dieta Frankenstein, de todas esas cicatrices (casi todas internas) que conlleva una cirugía como esta.

Pero dejando el alarde de ingenio a un lado, quizá te estés preguntando qué es exactamente eso de la cirugía bariátrica. Quizá hayas oído hablar de ella también como cirugía de adelgazamiento, cirugía para bajar de peso o reducción de estómago. Todos esos nombres se refieren a lo mismo, aunque no son del todo correctas. El término médico es cirugía bariátrica y engloba todos los procedimientos quirúrgicos actuales para tratar la obesidad.

El término *bariátrico* deriva de la palabra griega βαρύς, *barýs*, que significa pesado o pesadez, peso que abruma, y de ἰατρικός, *iatrikós*, relativo al tratamiento médico (*Cirugía Bariátrica, n.d.*).

¿CUÁNDO SE PLANTEA UNA CIRUGÍA BARIÁTRICA?

Los criterios estrictos varían para cada país, comunidad autónoma e incluso para cada hospital. También variará dependiendo de si se realiza a través de los servicios públicos o privados, y finalmente pueden variar también dependiendo del subtipo de cirugía.

Aun así, hay algunos criterios relativamente estables que pueden servir de orientación para hacerse una idea antes de acudir a la consulta. En España, los criterios generales para recomendar una cirugía bariátrica son:

- tener un IMC superior a 40 (obesidad mórbida)
- o mayor a 35 y además padecer alguna enfermedad asociada a la obesidad, como la diabetes, hipertensión, hígado graso…

Puedes calcular tu IMC de forma sencilla en cualquier calculadora online o siguiendo esta simple fórmula:

$$IMC = \text{Peso actual (kg)} \div \text{altura (m)} \times \text{altura (m)} = kg/m2$$

Si tienes dudas sobre si cumples los criterios básicos, lo mejor es que lo consultes directamente con el especialista que te va a llevar. En este caso serán endocrinos, nutricionistas y cirujanos. Pero ya llegaremos a ello más adelante, ¡un poco de paciencia!

Lo que sí hay que tener en cuenta desde el principio es que la cirugía para perder peso NUNCA, repito, nunca se realiza por estética. Es una cirugía mayor que cambia la vida de la persona para siempre, y además de forma drástica, así que solo se realiza por salud, para reducir la morbilidad y la mortalidad de los pacientes con obesidad severa. En ningún caso debe ser un capricho. Ni siquiera debe ser la primera ni la segunda opción; siempre debe ser la última, cuando hemos llegado a un punto en el que todo lo demás ha fracasado y no queda alternativa o nuestra vida corre peligro.

¿POR QUÉ Y CÓMO FUNCIONA LA CIRUGÍA BARIÁTRICA?

Si has llegado hasta aquí y te planteas someterte a una cirugía bariátrica, probablemente sea porque lo has intentado todo y nada ha dado el resultado que esperabas, o quizá porque has probado mil dietas y métodos diferentes y al final siempre has vuelto a la casilla de salida. No eres la única persona en esa situación. De hecho, hay muchísimas personas como tú y, por desgracia para nuestra salud, cada vez hay más. La obesidad se ha convertido en una epidemia y hoy se realizan más intervenciones quirúrgicas que nunca para tratarla. ¿Por qué ocurre esto? Probablemente hayan contribuido en gran medida todas esas dietas que se ponen de moda y que, después de algún tiempo, siempre vuelven. Las dietas proteicas, las detox, los ayunos intermitentes, la paleo, la sin gluten, la del sirope... En mi juventud estaba de moda la del pollo y la piña, que tenía la misma efectividad que todas las demás: ninguna o casi ninguna.

Pero ¿por qué estas dietas no funcionan?

Principalmente porque es imposible sostenerlas durante mucho tiempo. No solo son muy difíciles de cumplir, de aguantar el hambre, los antojos o tener algo de energía, sino que además son extremadamente restrictivas y, por tanto dañinas para la salud. Estas dietas terminan por generarnos ansiedad, estrés, frustración, mucha hambre, pérdida de energía, irritabilidad, mal humor e incluso daño en algunos órganos, como los riñones. Como resultado retenemos líquidos, nos damos atracones, hacemos trampas o directamente abandonamos... y terminamos engordando más que antes de iniciar la supuesta dieta milagrosa.

Si los expertos insisten tanto en que debemos seguir una dieta variada y balanceada es porque la única manera de sostener un hábito sin que el cuerpo se rebele contra nosotros es dándole todo lo que necesita (no olvides esto, porque será muy importante si decides someterte a una cirugía para perder peso). Nuestro organismo es muy exigente y no nos perdona que lo maltratemos.

Entonces, ¿por qué y cómo funciona la cirugía bariátrica? Para entenderlo bien a fondo, primero tenemos que hacer un pequeño repaso a los tipos de cirugía bariátrica que existen en la actualidad. Echemos un vistazo.

TIPOS DE CIRUGÍA BARIÁTRICA

Hay muchos tipos de cirugía para perder peso, y cada una entra dentro de una categoría diferente: restrictiva, malabsortiva o mixta. A continuación te explico cada una detalladamente, pues será muy importante el tipo de cirugía que escojas. Cada una tiene sus ventajas, sus inconvenientes y sus cuidados especiales.

RESTRICTIVAS

Son las más sencillas de entender y realizar, y también las que menos alteran el funcionamiento metabólico de nuestro sistema digestivo. Funcionan restringiendo el volumen del estómago y, por tanto, la cantidad de alimento que podemos ingerir en cada comida. Como resultado, la cantidad de calorías totales a lo largo del día disminuye, dando lugar a la pérdida de peso y sin sensación de hambre. Dentro de estas técnicas se encuentran:

- la gastroplastia vertical en banda
- la gastroplastia vertical anillada
- la banda gástrica ajustable
- la manga gástrica, gastrectomía vertical o sleeve gástrico
- el balón gástrico
- la plicatura gástrica

Las más frecuentes son la manga gástrica y el balón gástrico. El resto de intervenciones son muy raras en España y apenas se realizan, ni en el ámbito privado ni el público.

<u>La manga gástrica, gastrectomía vertical o sleeve gástrico</u> consiste en la resección de una gran porción del estómago en sentido vertical, es decir, desde la boca del estómago hasta el píloro. Se sutura todo el corte y el trozo de estómago que se ha separado se extrae, quedando como resultado un estómago en forma de tubo o manga, de pequeña capacidad.

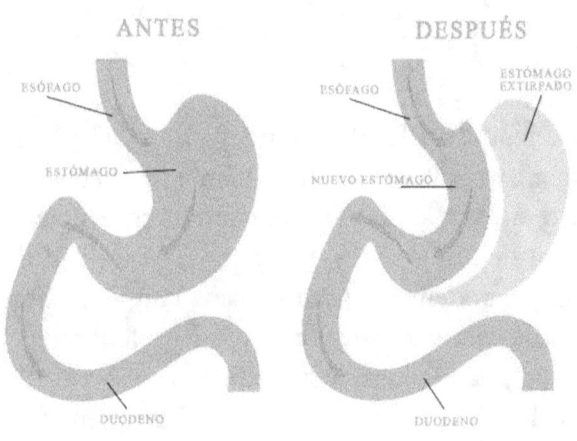

Su funcionamiento y efectividad es muy sencillo: como el nuevo estómago, o reservorio, es muy limitado, también lo serán nuestras comidas. Así, a lo largo del día, el consumo calórico será mucho menor de lo habitual, dando lugar a una rápida pérdida de peso.

Ahora bien, no todo son ventajas. Aunque la manga gástrica es una de las cirugías más frecuentes dentro de las bariátricas, tiene mayor riesgo de volver a ganar peso. ¡No puede ser, después de someterse a una cirugía!, pensarás. Pues sí, un porcentaje bastante elevado de personas que se someten a una manga gástrica que terminan, con el tiempo, volviendo a ganar el peso perdido. ¿Por qué? Muy sencillo: el estómago es como un músculo. Podemos entrenarlo para que se haga grande. Cada vez que comemos de más, hasta hartarnos y sentirnos incómodos, el estómago se estira un poco más y se va ensanchando.

La mayoría de las personas con obesidad tienen un estómago mucho más grande de lo normal debido a los atracones, y por eso resulta más difícil saciarse. Después de un sleeve gástrico, si no seguimos las nuevas pautas y hábitos a rajatabla, corremos el riesgo de que poco a poco volvamos a ensanchar el nuevo estómago, admitiendo cada vez cantidades mayores y, por tanto, aumentando la ingesta calórica. No son raros los casos de personas que deben volver a someterse a una segunda cirugía para reducir nuevamente la capacidad del estómago.

Este procedimiento actualmente está incluido dentro de los servicios de salud pública en España.

<u>El balón gástrico o balón intragástrico</u> es todavía más sencillo. Puede ser ajustable o fijo, y consiste en un balón de silicona que se introduce desinflado a través de la boca con un tubo hasta llegar al estómago y, una vez dentro, se llena de suero fisiológico, aumentando su volumen entre los 400 y los 900 cc. Este balón, una vez inflado, produce sensación de saciedad, ya que ocupa un gran espacio del estómago. La duración normal de este método es de seis meses, y después habitualmente se retira el balón desinflándolo y sacándolo de vuelta por la boca. Si se utiliza un

balón ajustable, puede mantenerse durante más tiempo aumentando su tamaño un poco más.

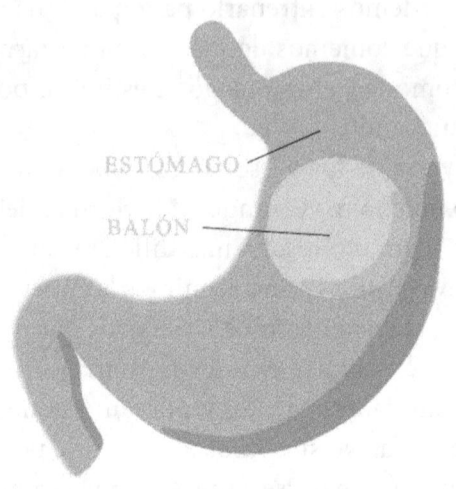

ESTÓMAGO

BALÓN

¿Por qué se mantiene solo durante seis meses? Principalmente porque, después de ese tiempo, su efectividad se reduce drásticamente. Durante los primeros meses, el estómago se siente lleno y saciado pero, tras un tiempo «entiende» que no es alimento, sino un engaño, y deja de sentirse saciado tan fácilmente. Hay casos en los que se retira el balón y tras esperar unos cuantos meses, vuelve a introducirse uno nuevo.

Es la opción más sencilla y más segura para aquellos que tienen miedo de someterse a una cirugía, puesto que mediante este procedimiento no hay heridas, bisturís ni anestesia general, sino que se realiza bajo sedación. Podría decirse que se trata de una «cirugía sin cirugía».

Sin embargo, está contraindicada en casos de cirugías previas en el estómago, hernia de hiato, úlceras gástricas, venas varicosas en el esófago o embarazo, entre otros.

¡Ojo! Este tipo de intervención no se realiza actualmente a través de la Seguridad Social en España, solo se realiza en clínicas y hospitales privados. ¿Por qué no se realiza en la pública? Muy sencillo: porque suele fracasar. Aunque durante los meses que se introduce el balón se observan buenos resultados, el problema llega después. Una vez se retira, la mayoría de los pacientes que se someten al balón gástrico vuelven a sus malos hábitos alimentarios, al hambre desmedida, los atracones, las malas elecciones dietéticas... Y, por supuesto, vuelven a engordar.

Por eso, si te decides por esta opción, debes ser plenamente consciente de que solo es una pequeña ayuda y que después va a depender completamente de tus decisiones y hábitos. La ventaja que tiene, además de no tratarse realmente de una cirugía, es que no es necesario cumplir los criterios de obesidad mórbida, puede realizarse solo con sobrepeso severo.

MALABSORTIVAS

Las técnicas malabsortivas son aquellas que, en lugar de reducir la cantidad de alimento que entra en el estómago, reduce la capacidad del intestino para absorber dichos alimentos. Es decir, se altera el metabolismo digestivo. Con estas técnicas, la dependencia de fármacos y suplementos nutricionales adicionales es mayor que en cualquier otra técnica y rara vez se realizan.

El bypass o derivación yeyunoileal consiste en cortar el yeyuno y unirlo a la parte distal del íleon, de manera que se forma un puente desde la primera parte del intestino hasta una zona mucho más alejada de este. El alimento se salta una gran porción del intestino delgado, donde ocurre la mayor parte de la absorción de nutrientes. Esta intervención no reduce el tamaño del estómago, sino que se limita a la malabsorción. Sin embargo, las complicaciones metabólicas que provoca esta técnica son tan graves que pueden incluso a amenazar la vida, por lo que en la actualidad esta cirugía no se realiza como método para perder peso.

MIXTAS

Las técnicas mixtas buscan un equilibrio entre las restrictivas y las malabsortivas, de forma que reducen la capacidad del estómago además de alterar hasta cierto punto el metabolismo y absorción del intestino, sin llegar al extremo de las técnicas malabsortivas puras. Son las técnicas que han logrado mejores resultados, tanto de seguridad para el paciente como de adaptación y de pérdida de peso. Las más utilizadas en la actualidad son:

- bypass gástrico
- derivación biliopancreática

El bypass gástrico: es la técnica más usada y recomendada actualmente gracias que tiene muy baja morbimortalidad, los resultados a largo plazo son superiores a los de las técnicas restrictivas y la calidad de vida tras la cirugía es, por lo general, muy buena.

Durante esta cirugía, se crea un pequeño reservorio en la parte superior del estómago, es decir, un nuevo estómago de pequeña capacidad (de unos 30 cc) y después se crea un puente o bypass en el intestino (llamado en Y de Roux), que une el nuevo estómago con una parte más adelantada del duodeno. De esta forma, se suman los efectos de la pequeña capacidad del nuevo estómago a que el alimento se salta la primera parte del intestino, donde se absorben principalmente las grasas, pero también otros nutrientes.

Como ventaja adicional, con esta intervención no se extrae ni el estómago descartado ni la sección de intestino que se «puentea», de forma que la cirugía podría ser reversible si se diera el caso de necesitarlo, aunque los casos registrados que lo hayan requerido son anecdóticos.

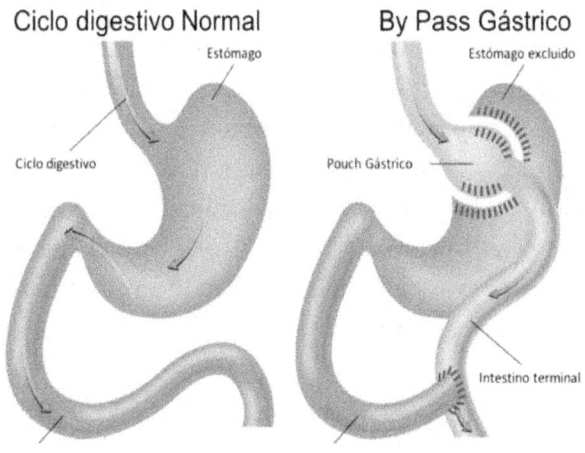

Ciclo digestivo Normal — By Pass Gástrico

Estómago — Estómago excluido

Ciclo digestivo — Pouch Gástrico

Intestino terminal

Otra gran ventaja es que, ya que el «puente» intestinal que realiza es menor que en otras técnicas, la absorción de nutrientes y la mezcla de sales biliares con los alimentos es mejor, por lo que se reducen considerablemente los efectos indeseados.

Como desventaja hay que destacar que el nuevo estómago funcional no contará con píloro, que es la válvula que conecta naturalmente el estómago con el intestino y que permite que se vacíe lentamente a medida que se realiza la digestión. Tras la cirugía, al no contar con esta válvula, el vaciado del estómago será mucho más rápido. Hablaré más detalladamente sobre esto más adelante, ya que será una de las claves más importantes para el éxito en esta cirugía

Muy rara vez se requiere una segunda intervención, al contrario que con el sleeve gástrico, ya que no suele recuperarse el peso perdido con tanta facilidad que con otras técnicas gracias a la acción malabsortiva.

Como efecto adicional, no solo se reduce la sensación de hambre por la evidente reducción de la capacidad del estómago, sino también gracias a un efecto hormonal, ya que se reduce significativamente la producción de la grelina y del péptido inhibidor gástrico, unas de las hormonas relacionadas con el hambre, y que se ha demostrado que se encuentran elevadas en las personas con obesidad.

Cuando acudí a la primera visita con mi cirujano y me explicó el procedimiento y las diferencias entre todas estas técnicas, me contó cómo había muchos pacientes a los que había tenido que volver a operar tras recuperar el peso perdido con una reducción de estómago, y que en la segunda cirugía optaban por el bypass gástrico. Muchos notaban mucha mejoría y la pérdida de peso se mantenía.

Mi caso era un poco especial porque mi obesidad no se debía a malos hábitos. Aunque nunca fui muy activa físicamente, mi dieta era equilibrada y bastante saludable, e incluso contando con algunos caprichos no explicaba mi obesidad. Tras tres años acudiendo al nutricionista y endocrino, comprobaron que seguía las dietas propuestas sin ningún resultado. Debía haber algo más de fondo, algo metabólico que explicara mi aumento de peso extremo a pesar de una dieta saludable e hipocalórica.

Por eso, en mi caso concreto, el cirujano no lo dudó: el bypass gástrico era la técnica ideal para mí, ya que era la más efectiva, la que reducía la ingesta calórica y también su absorción, y la que mejor calidad de vida prometía para alguien tan joven como yo, sin el riesgo de no ver los resultados esperados o de tener que someterme a una nueva intervención.

Como curiosidad extra, durante las pruebas previas a la cirugía, me detectaron una hernia de hiato, que me corrigieron durante la misma intervención del bypass. Dos pájaros de un tiro.

<u>La derivación biliopancreática</u> es, sin duda, la cirugía bariátrica más compleja, tanto de realizar como de convivir con ella, y por tanto también la más difícil de explicar. Pero no te preocupes, mirando el dibujo resulta mucho más fácil de seguir, no pierdas ojo mientras lees la descripción.

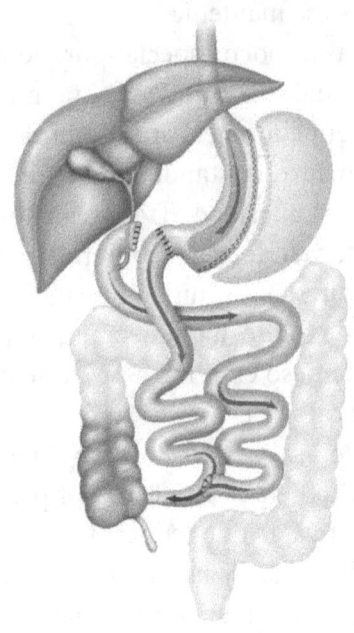

Mediante esta intervención también se realiza una reducción de la capacidad del estómago, aunque mucho menor que en el bypass gástrico. En este caso, el reservorio resultante tendrá una capacidad de entre 200 y 400 cc en forma de manga y se mantendrá en su sitio el píloro (la válvula que regula el vaciado del estómago hacia el intestino). La porción de estómago descartado sí se extrae del paciente, por lo que es irreversible. Después, el nuevo estómago se conecta directamente al último tramo del intestino delgado, de forma que el alimento evita casi por completo su paso por el intestino delgado.

El resto del intestino desconectado del estómago se conecta a su vez al páncreas y la vesícula biliar en la parte superior, y en la inferior se une con la nueva unión para que la bilis y los jugos digestivos se mezclen con los alimentos justo antes de entrar al colon, es decir, al intestino grueso, el cual no absorbe ni calorías ni nutrientes; por fortuna, el colon sí se encarga de absorber el agua, o de lo contrario la deshidratación lo convertiría en una cirugía inviable.

Este tipo de cirugía se realiza en la sanidad pública, aunque es muy poco frecuente debido a su malabsorción extrema, y se suele reservar a los casos de obesidad más graves, muy por encima de la obesidad mórbida (con un IMC mayor de 50), en la que una reducción de peso drástica y rápida es la única vía para salvar la vida del paciente. Además, el riesgo de malnutrición, desnutrición, déficits vitamínicos y otras complicaciones digestivas es más elevado, y la calidad de vida es peor que en el bypass o en el sleeve gástricos.

En la actualidad, en España, el sistema público de salud solo realiza la manga/sleeve gástrica, el bypass gástrico y la derivación biliopancreática.

ABIERTA O LAPAROSCOPIA

Prácticamente todas las cirugías mencionadas hasta ahora (excepto el balón gástrico, que no requiere cirugía como tal) pueden realizarse, por lo general, por dos métodos: mediante cirugía abierta o por laparoscopia.

Cirugía abierta: es la cirugía tradicional, la de bisturí, por así decir. Mediante este método las incisiones que se realizan son mucho más grandes, ya que, como su nombre indica, la cirugía se realiza «abriendo» al paciente. Por lo general, se trata de una gran incisión en sentido vertical a lo largo del vientre que da acceso al equipo quirúrgico a toda la cavidad abdominal. Para ello es necesario cortar la piel, el tejido graso y la pared abdominal.

Esta técnica se prefiere cuando hay alguna anomalía que dificulta la visión de los órganos al cirujano, como cuando hay un hígado muy graso o agrandado, o cuando por las características del paciente es peligroso alargar el tiempo de la intervención (por riesgos con la anestesia o problemas cardíacos, por ejemplo), ya que la cirugía abierta es por lo general de menor duración.

Las desventajas que presenta la cirugía abierta, por lo general, son mayores que las de la laparoscopia. Entre dichas desventajas cabe destacar:

- Mayor dolor para el paciente, al tratarse de una incisión grande
- Mayor riesgo de infección

- Estancia más larga en el hospital
- Restricción de movimientos y más reducidos durante la recuperación
- Una recuperación más larga
- Una cicatriz mucho más visible tras la curación
- Mayor riesgo de hernias

Sin embargo, también presenta alguna que otra ventaja:

- Su coste es menor, al realizarse con instrumentos quirúrgicos tradicionales
- Menor duración de la intervención
- Mejor visibilidad
- Menor riesgo de adherencias (esto será un punto importante más adelante)

Cirugía laparoscópica: en la actualidad, la mayoría de las intervenciones se realizan mediante esta técnica. Consiste en realizar varias incisiones muy pequeñas en puntos estratégicos del abdomen, de entre uno y cuatro centímetros, por los que se insertan los instrumentos laparoscópicos. Como si fueran brazos mecánicos, el cirujano introduce a través de ellos las diversas herramientas que va necesitando: una cámara para poder ver el interior con claridad, bisturís, grapas…

Debido al uso de los instrumentos, el acceso indirecto a la cavidad abdominal y la necesidad de que el cirujano tenga experiencia utilizando el laparoscopio, la intervención suele ser un poco más larga, aunque no supone una gran diferencia si se cuenta con un equipo experimentado.

Existen pocas contraindicaciones para preferir una cirugía abierta sobre una laparoscopia, pero algunas de ellas pueden ser la inflamación intestinal o haberse sometido con anterioridad a otra cirugía abdominal.

Las ventajas que presenta la cirugía mediante laparoscopia son numerosas. Podemos contar, por ejemplo:

- Menor riesgo de infecciones, pues las incisiones son minúsculas
- Menor tiempo de ingreso en el hospital
- Menor dolor en el paciente
- Mayor libertad de movimientos, al tratarse de pequeñas incisiones en puntos estratégicos
- Cicatrices prácticamente invisibles tras la curación completa de las incisiones

En cuanto a las desventajas, la más destacable es la mayor probabilidad de adherencias. Esto significa que hay más posibilidades de que cuando los tejidos internos del estómago y del intestino se curen formen una cicatriz interna de mayor volumen al normal o que el tejido cicatrizal se adhiera o pegue a otros tejidos. Esto puede suponer un problema grave que trataremos más adelante en detalle, en el apartado de *Efectos secundarios y secuelas*.

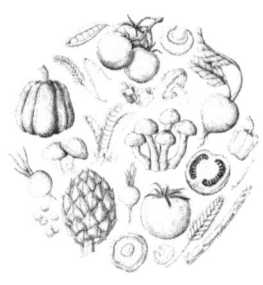

CAPÍTULO 2:
ANTES DE LA CIRUGÍA

Ahora que ya conocemos los distintos tipos de cirugía bariátrica que existen, sus diferencias, sus ventajas, sus desventajas y en qué casos se recomiendan, podemos empezar a pensar en cuáles son los primeros pasos a dar para llegar hasta el ansiado (y temido) momento de entrar en quirófano.

Como imaginarás, para acceder a una cirugía es necesario pasar por todo un proceso previo, tanto médico como burocrático, que puede variar de un hospital a otro. Puede haber diferencias bastante significativas entre los requisitos previos de un hospital privado y de uno público. Como en mi caso me lo realizaron a través del sistema público, y además será el caso de la mayoría de los pacientes que estéis leyendo ahora este libro, contaré cómo es el procedimiento a través de la sanidad pública. Si en tu caso eliges someterte a la intervención a través de un hospital o clínica privados, pregunta antes cómo es todo el proceso en ese centro concreto, aunque, si son verdaderos profesionales, el procedimiento no variará apenas. La mayor diferencia, probablemente, se reduzca a los tiempos en la lista de espera quirúrgica.

DERIVACIÓN A ENDOCRINO Y NUTRICIÓN

El primer paso, aunque parezca uno muy pequeño, es el que inicia todo el camino, sin el cual no se puede empezar a transitar esta gran aventura que te cambiará la vida. No, no hablo de tomar la decisión, aunque ese podría ser un buen punto de partida también. Me refiero a la primera cita, la primerísima de todas: la cita con tu médico de cabecera. Será él o ella quien te derive al especialista, tu puente a la consulta de endocrinología y nutrición.

¿Qué esperar de esta primera cita? Los nervios, qué me pongo, le resultaré interesante… Ah, no, no se trata de una cita de esas. Aunque a veces resulta igual de decepcionante. En realidad, no esperamos mucho de este primer contacto. Bastará con decirle a tu médico de familia que, debido a tu obesidad (y enfermedades asociadas, si las tuvieras), estás pensando en someterte a una cirugía bariátrica. Tu médico entonces puede derivarte a diversas consultas, especialmente a endocrinología y a nutrición. El nombre puede cambiar dependiendo del hospital y la unidad con la que cuenten. En mi caso me derivaron a la unidad de Nutrición y Diabetes (a pesar de no ser diabética, simplemente tienen la consulta junta en la misma unidad).

Es esta consulta con el especialista cuando verdaderamente empieza todo este vertiginoso viaje.

Lo primero que hará el nutricionista o endocrino será abrir un expediente con tu ficha y todos tus datos: peso, altura, índice de masa corporal, antecedentes personales, antecedentes familiares y motivo de consulta. Probablemente el equipo de enfermería te pesará, medirá y tomará la tensión justo antes de entrar a la consulta.

¡No te olvides de llevar calcetines limpios, sin agujeros y fáciles de quitar! En estas consultas suelen tener unas básculas especiales que, mediante una suave corriente eléctrica que recorre el interior del cuerpo desde la piel de la planta de los pies, son capaces de medir el porcentaje de grasa, músculo, masa ósea y agua de los que estamos compuestos. Esta información es muy importante, porque no es lo mismo pesar 90 kg de grasa que de músculo. Es decir, podemos pesar exactamente lo mismo que un levantador de pesas, pero... nuestra salud no va a ser la misma.

Ahora venden básculas de este tipo para tener en casa a precios muy asequibles. Se llaman básculas de bioimpedancia. Aunque las caseras no son tan fiables como las que utilizan en los hospitales, sí pueden servir de orientación. Además, la mayoría se conectan al móvil para que puedas hacer un seguimiento de todas tus estadísticas.

Una vez que el especialista tenga todos tus datos al día, es probable que quiera pedirte un análisis de sangre y orina para comprobar tu estado general de salud: los niveles de hierro, de colesterol, de azúcar, de proteínas... Gracias a un simple pinchazo pueden detectar enfermedades relacionadas con la obesidad que será necesario controlar desde el primer momento, mucho antes de plantearse la cirugía, y también se pueden corregir deficiencias vitamínicas. Las más comunes son el déficit de vitamina D (muy común entre la gente con obesidad) y de hierro (más común en mujeres fértiles, debido a la menstruación).

Con todo esto comienza una serie de citas con este mismo especialista (y/u otros si fueran necesarios) que irán controlando tu evolución. Tanto en la primera como en la segunda cita probablemente te darán unas pautas alimentarias que deberás seguir desde el primer momento. Depende siempre de cada persona y sus necesidades, pero por lo general se trata de una dieta variada y equilibrada, mediterránea, de entre 1300 y 1800 calorías diarias, apta para diabéticos y saludable también para quienes no lo sean. Se trata, simple y llanamente, de una dieta sana y unas pautas generales (alimentación, ejercicio y agua) que deberás empezar a aplicar **desde el primer día.** Esto es muy importante. De verdad, no es una broma ni una forma de hablar: va a ser **vital.**

¿Por qué es tan importante cumplir la dieta desde el principio? Lo primero, porque acortará muchísimo la espera para la cirugía, si finalmente es necesaria. Lo segundo, porque aportará mucha información al especialista que siga tu caso. Si cumples una dieta saludable y aun así no bajas de peso, como fue mi caso, puede estar indicándonos un problema de fondo que merecerá la pena investigar con más detenimiento, porque puede tener alguna causa que se nos haya pasado por alto. Si, por el contrario, consigues bajar de peso, será una muy buena noticia de cara a la operación, ya que, cuanto menor sea el peso, menor será también el riesgo de complicaciones durante la cirugía. En tercer lugar, por supuesto, mejorará tu nivel general de salud y, sobre todo, empezarás a aplicar todos esos cambios que tras la cirugía serán de vital importancia. Insisto una vez más en que lo de vital es literalmente hablando. Cuanto antes empieces a cambiar el chip y tu relación con la comida, más fácil y seguro será todo el proceso. No cumplir con esta parte y cambiar tus hábitos puede ser desastroso y hasta letal.

Además, el especialista sabrá por los resultados de los análisis si estás cumpliendo o no, ¡así que nada de saltarse la dieta! No te preocupes, no será difícil de cumplir, te lo prometo.

EDUCACIÓN NUTRICIONAL

Una vez hayas empezado la nueva dieta y los primeros análisis, si todo está en orden, comenzará la siguiente gran etapa de este viaje: el curso de educación nutricional. Es posible que no esté disponible en todos los hospitales y tengas que hacerlo en otro centro o por tu cuenta, pero en la mayoría suele no solo haberlo, sino ser obligatorio. Sin pasar por este curso no te operan, así de sencillo.

En el hospital donde me operaron a mí, este curso lo impartía el equipo de enfermeras de Nutrición. Cada ciertas semanas nos reunían a todos los pacientes candidatos a la cirugía bariátrica en el salón de actos del hospital y nos daban unas charlas muy interesantes que duraban entre una y tres horas cada una. Fueron meses de asistencia y durante el curso nos enseñaron muchísimas cosas muy útiles que probablemente la mayoría no sabíamos antes de entrar ahí: desde la diferencia entre macronutriente y micronutriente hasta los peligros que podría acarrearnos no cumplir las pautas después de operarnos. Había también espacio para preguntas de todo tipo y consejos más específicos, como adaptarse a la cirugía con una dieta vegetariana o la combinación de alimentos necesaria para optimizar la absorción de ciertos nutrientes.

Este libro no pretende sustituir a esas charlas tan esenciales (y obligatorias) ni al magnífico trabajo del equipo de enfermería, pero sí os haré un pequeño resumen de los puntos más importantes y básicos, porque no dejan de ser asuntos muy determinantes a la hora de decidir si operarnos o no. Al fin y al cabo, van a ser hábitos que adoptemos para el resto de nuestras nuevas vidas. ¡Lo que aprendamos en esos cursos va a ser para siempre!

Dieta variada, sí, pero equilibrada

Lo más básico de todo esto es ser plenamente conscientes de lo que comemos. Puede que pensemos que en realidad no comemos tan mal. Comemos carne, pescado, fruta, verduras y hasta legumbres… porque la fabada asturiana cuenta como legumbres, ¿verdad? Y tampoco abusamos demasiado de la comida rápida, las pizzas o la bollería industrial… Pero ¿realmente somos conscientes de todo lo que comemos en un día?

Te propongo un pequeño ejercicio y reto: durante un par de días, o una semana si quieres hacerlo más rigurosamente, anota absolutamente todo lo que comes. Pero anótalo todo, hasta lo más pequeño: cantidad de agua que bebes al día, si ingieres otro tipo de líquidos, como zumos o leche, qué tamaño tiene tu comida… Si puedes pesarlo, mejor; pero si no, basta con que hagas una aproximación. Bastará con que lo compares con tu propia mano: un filete de pollo suele ser del tamaño de una palma, por ejemplo, así que si has comido dos durante la comida, basta con indicarlo así. Los cereales o el arroz pueden medirse por puños cerrados, las frutas por tazas… hay bastantes trucos sencillos para llevar la cuenta aunque sea a ojo, aunque una báscula de cocina siempre será mucho más fiable para no engañarnos a nosotros mismos.

¡Ojo! Presta mucha atención a los condimentos y las pequeñas cosas del día a día, pueden añadir muchísimas calorías sin darnos cuenta siquiera. Algunos de los alimentos que solemos olvidar o pasar por alto restándoles importancia injustamente son, por ejemplo:

- **Aceite:** aunque parezca exagerado, mide el aceite que utilizas para cocinar. Esto puede estar saboteando tu dieta por completo y no darte ni cuenta. Lo recomendado son dos cucharadas soperas de aceite de oliva ¡al día!

- **Bebidas:** los refrescos, zumos, leches vegetales y otras bebidas suelen contener muchísimo azúcar extra que no necesitamos, que terminan provocando resistencia a la insulina y que también aumentan mucho las calorías. Y además, no aportan ningún valor nutricional positivo. Si te resulta muy difícil dejarlo, empieza por pasarte a su versión zero, sin azúcar. Yo no era consciente de las calorías que añadía a lo largo del día bebiendo zumos y leche en lugar de agua… ¡más de 300 calorías extra cada día solo en bebida!

- **Alcohol:** el alcohol es una de las peores opciones que podemos escoger en una dieta saludable. Sí, ya sabemos que los dichos populares dicen que una copita de vino en la comida al día no hace daño, pero no. Simplemente no es verdad, lo siento, solo es un mito. Cuanto menos alcohol consumamos, mejor. Eso que le ahorramos a nuestro hígado, ya de por sí maltratado por la obesidad, y también nos ahorramos muchas calorías vacías. Y sí, el vermú y la cerveza también cuentan como alcohol. El chupito digestivo también, que de digestivo no tiene nada, por cierto, eso es otro mito. Además, cuanto antes dejes de beber, mejor, porque después de la cirugía no podrás hacerlo durante un tiempo, y a largo plazo tampoco podrás consumir la misma cantidad que antes. Lo veremos más adelante con más detalle.

- **Salsas:** la mayoría de las salsas están elaboradas a base de grasa y azúcar. Ese kétchup, esa mostaza tan deliciosa… no son nuestros amigos. Hacerte una ensalada para comer no sirve de nada si después la empapas de salsa rosa. Opta mejor por las especias, un chorrito de vinagre balsámico, limón o unas gotitas de aceite de oliva. Pero solo unas gotitas.

- **Precocinados**: nos pueden salvar de un apuro, pero no son nada saludables. Mira bien la etiqueta de la información nutricional: esa lasaña de espinacas tiene mucha más grasa que espinacas, y probablemente más sal de la que es buena para tu tensión y tus riñones. No me hagas hablar de los nuggets, las croquetas o de los palitos de pescado rebozado. Si necesitas tener comida en el congelador para un apuro, prueba con los salteados de verduras, que pueden ser también con pollo, tofu o gambas. Están deliciosos y es una opción fácil, rápida y muy sana que te puede salvar cualquier cena.

- **Azúcar**: si tomas café o té, quizá le eches un sobrecito o un par de terrones de azúcar. Elimínalo ya mismo, hoy, en este instante. Si solo te gusta con ese sabor dulce y eres incompatible con los sabores amargos como me ocurre a mí, prueba cambiándote a los edulcorantes, como la sacarina o la estevia. Solo ten en cuenta que endulzan mucho más que el azúcar, así que necesitas menos cantidad.

¿Significa esto que no podemos ir a una fiesta o disfrutar de una comida familiar? No, por supuesto que podemos hacerlo. Simplemente hay que hacerlo con moderación, de vez en cuando, como algo extraordinario. El problema siempre viene cuando convertimos algo anecdótico en un hábito: la pizza de los viernes, el pincho de tortilla y el vino de los jueves, la paella del domingo...

Un truco que funciona bien es pensar en toda la semana como conjunto y no de día en día: así, si sabemos que el martes tenemos una comida de trabajo o el sábado una boda, podemos planificar el resto de la semana y comer un poco más ligero o hacer más deporte para que las calorías semanales sigan estando dentro de nuestro objetivo. Es más fácil cumplir con 10.500 calorías a la semana que con 1.500 al día a rajatabla, y en un plazo tan corto como una semana, el resultado será el mismo.

Macronutrientes, micronutrientes y grupos de alimentos

En este apartado te explicaré de forma sencilla y rápida qué son los macronutrientes, los micronutrientes y los diferentes tipos que existen. Tómalo como un cursillo acelerado que sentará las bases de tus nuevos hábitos y que tendrás que poner en práctica cada día durante el resto de tu vida. ¡Es muy importante entenderlo bien!

<u>Macronutrientes:</u> Son los nutrientes que el cuerpo necesita en grandes cantidades para obtener energía y realizar funciones vitales. Es lo que nos hace movernos, bailar, sentirnos activos, hacer ejercicio o poder curarnos cuando estamos enfermos. Son nuestra gasolina, y se dividen en tres categorías principales:

- **Carbohidratos:** los mal llamados azúcares. Son la principal fuente de energía para el cuerpo y se encuentran en alimentos como el pan, el arroz, las frutas y las verduras. Hay dos tipos diferentes de carbohidratos, y diferenciarlos correctamente es lo más importante de toda esta lección: los carbohidratos complejos (o carbohidratos "lentos") y los simples (o "rápidos"). Los carbohidratos complejos se conocen como lentos porque, al estar compuestos por azúcares complejos, su digestión y asimilación es más lenta, ya que el cuerpo tiene que descomponerlo en glucosa primero. Estos son los hidratos más importantes, los más saludables y los que debemos escoger siempre, ya que nos proporcionan energía durante más tiempo y provocan menos picos de glucosa e insulina. Se encuentran en los cereales, el arroz, el pan, la pasta o las legumbres. ¡Y si son integrales, muchísimo mejor! Por otro lado, los carbohidratos simples o rápidos son aquellos que el cuerpo no necesita descomponer para asimilarlos, por lo que se absorben de manera muy rápida, provocando picos de glucosa y de insulina que pueden terminar provocándonos problemas de salud, como la diabetes. En esta categoría entran las frutas y algunas verduras, pero especialmente el azúcar de mesa, el chocolate, las mermeladas o la miel.

- **Proteínas:** Son esenciales para la construcción y reparación de tejidos, así como para la producción de enzimas y hormonas. Es de lo que están hechos nuestros músculos, por lo que son esenciales para mantenernos sanos y para que nuestra masa muscular no disminuya. A grandes rasgos, existen dos tipos de proteína: la animal y la vegetal. Hay mucha controversia al respecto, pero lo cierto es que se ha demostrado que la proteína animal es de mayor calidad biológica que la vegetal, especialmente la de la clara de huevo, ya que la animal contiene la cadena de aminoácidos completa que necesitamos, mientras que las vegetales no. Sin embargo es perfectamente posible conseguir proteínas completas de los vegetales, como te explicaré un poquito más abajo. Lo ideal es combinarlas y obtener proteínas de ambos grupos, ya que tienen propiedades y ventajas adicionales diferentes. Las proteínas se encuentran en alimentos como la carne, el pescado, los mariscos, los huevos, los lácteos, las legumbres y los frutos secos.

- **Grasas:** También son una fuente de energía importante y ayudan en la absorción de vitaminas liposolubles, es decir, aquellas que se disuelven en grasa, como la vitamina A, la E y la D. Aunque hay que consumirlas con moderación porque su aporte calórico es muy elevado, es necesario añadirlas en pequeñas cantidades. Eso sí, mira siempre su origen. ¡Ojo!, no es lo mismo consumir grasa animal y alimentos fritos que añadir una cucharada de aceite de oliva o un puñado de nueces a la ensalada. Existen grasas de origen animal y vegetal, y también podemos hablar de grasas «buenas» o saludables y grasas "malas" o saturadas. Las grasas «malas» son las que nos suben el colesterol y pueden llegar a taponar nuestras arterias, provocando problemas muy graves de salud. Están en las carnes, los alimentos fritos y precocinados, la mantequilla, los torreznos, los embutidos y los quesos grasos. Mientras que las grasas saludables siempre serán a los que debemos dar prioridad, ya que ayudan a combatir al colesterol y nos protege de los accidentes cerebrovasculares. Es decir, protegen a nuestro corazón, nuestro cerebro y nuestras arterias. Estas supergrasas se encuentran en alimentos como las aceitunas, el aceite de oliva virgen (¡mejor crudo!), los frutos secos, las semillas, el pescado azul (como el salmón, el atún o las sardinas) y el aguacate.

Mención especial para la fibra. La fibra es un tipo especial de carbohidrato, pero que no se digiere ni se absorbe en el intestino delgado del ser humano. Es decir, pasa casi tal cual hasta el intestino grueso, donde desempeña varios roles importantes para la salud. ¡Es una de nuestras mejores amigas! Y para aquellas personas que quieren bajar de peso o tienen enfermedades crónicas como la diabetes o colesterol alto, va a ser la aliada número uno. ¿Sabías que existen dos tipos diferentes de fibra?

- **Fibra soluble:** Se disuelve en agua y forma un gel en el tracto digestivo. Ayuda a regular los niveles de azúcar en la sangre al retrasar la absorción de glucosa, lo que puede ser beneficioso para las personas con diabetes. Además, la fibra soluble puede ayudar a reducir los niveles de colesterol en sangre al unirse al colesterol y excretarlo del cuerpo. Algunas fuentes de fibra soluble son: avena, frutas (manzanas, naranjas, fresas), verduras (zanahorias, brócoli) y legumbres (frijoles, lentejas). Además, ayuda a tratar las diarreas, ya sean transitorias o crónicas, como en el síndrome del intestino irritable.

- **Fibra insoluble:** No se disuelve en agua y ayuda a mantener un tránsito intestinal regular. Aumenta el volumen de las heces y suaviza su consistencia, lo que ayuda a prevenir el estreñimiento y promueve un sistema digestivo saludable. Además, se ha demostrado que ayuda a prevenir el cáncer de colon, uno de los cánceres más frecuentes del mundo. Alimentos como el trigo integral, el salvado de trigo, las nueces y las semillas son ricos en fibra insoluble.

¡Escoge siempre la versión integral de todo! Pastas, panes, arroces… Además, suelen contener más proteínas, vitaminas y minerales que las versiones refinadas.

¿Por qué digo que la fibra es nuestra mejor amiga? Porque tiene muchísimos beneficios para la salud y además nos ayuda a jugar con una gran ventaja a la hora de bajar de peso:

- Mejora la salud digestiva: ayuda a prevenir el estreñimiento, promueve un sistema digestivo saludable y puede reducir el riesgo de enfermedades intestinales, como la diverticulosis o el cáncer.
- Control del peso: la fibra proporciona gran sensación de saciedad, lo que ayuda muchísimo a controlar el apetito y a mantener un peso saludable. Si eres de esas personas que tiene hambre a todas horas o necesita un gran menú de tres platos para sentirse llena, la fibra es tu gran aliada. Si la mayoría de lo que comes está compuesto de fibra, te sentirás saciado sin añadir apenas calorías. ¡Son todo ventajas!
- Control de los niveles de azúcar en la sangre: la fibra soluble puede ayudar a regular los niveles de azúcar en la sangre al ralentizar la absorción de glucosa. Además, una parte de esa glucosa se adhiere a la fibra y, como el cuerpo no puede digerirla, se expulsa directamente. ¡Más fibra, menos azúcar!
- Salud del corazón: la fibra soluble puede ayudar a reducir los niveles de colesterol en sangre y disminuir el riesgo de enfermedades cardíacas mediante el mismo mecanismo que con la glucosa. Una parte

de las grasa que ingerimos se une a la fibra y se expulsa directamente sin llegar a digerirla, por lo que añadiendo fibra estamos disminuyendo la cantidad de colesterol y grasas que absorbemos.

- La ingesta recomendada de fibra varía según la edad, el sexo y las necesidades específicas de cada individuo, pero generalmente se recomienda consumir al menos 25-30 gramos de fibra al día para los adultos. Si no estás acostumbrado a ingerir tanta fibra, puede que al principio notes algunas molestias, como gases o diarrea, pero si vas aumentando gradualmente la cantidad de fibra y bebes suficiente agua, el cuerpo se adaptará y evitarás esas posibles molestias digestivas.

Micronutrientes: Son los nutrientes que el cuerpo necesita en cantidades más pequeñas, y sin embargo son esenciales para el correcto funcionamiento del organismo. Sin ellos, nuestro cuerpo no podría cumplir sus funciones básicas ni sobrevivir. Los micronutrientes se dividen en dos categorías principales: vitaminas y minerales.

- Vitaminas: Son compuestos orgánicos que el cuerpo no puede producir por sí mismo en cantidades suficientes y, por lo tanto, deben obtenerse a través de la dieta. Las vitaminas desempeñan un papel crucial en numerosas funciones corporales, como el metabolismo, el sistema inmune o la salud de los huesos. Algunas vitaminas importantes son la vitamina C, la vitamina D, la vitamina A y las vitaminas del complejo B.

- Minerales: Son elementos inorgánicos esenciales para el cuerpo. Ayudan en la formación de huesos y dientes, en la función del sistema nervioso, en la producción de hormonas y en muchas otras funciones vitales. Algunos de los minerales más importantes son el calcio, el hierro, el magnesio y el zinc.

Además, muchas vitaminas y minerales interactúan entre sí. Por ejemplo, para la correcta absorción y fijación del calcio en los huesos, es necesaria la vitamina D; para la óptima absorción del hierro, necesitamos vitamina C, y así con muchas otras.

¿Y qué pasa si sigo una dieta vegetariana?

Puedes seguirla sin problema, aunque deberás prestar atención a algunas cuestiones específicas, como la obtención de proteínas completas y asegurarte de obtener cantidades suficientes de algunas vitaminas, como la B12, que solo la podemos obtener de alimentos de origen animal. Por fortuna, ahora existen muchísimos productos enriquecidos con estos micronutrientes y también hay una gran variedad de suplementos nutricionales.

Para obtener cadenas de aminoácidos completas, es importante consumir una variedad de fuentes de proteínas diferentes a lo largo del día. Los alimentos de origen animal generalmente contienen todos los aminoácidos esenciales en cantidades adecuadas, por lo que si sigues una dieta ovolactovegetariana te será mucho más sencillo conseguir la cantidad de proteínas necesarias a lo largo del día. Por otro lado, muchos alimentos vegetales no contienen todos los aminoácidos esenciales en cantidades suficientes; sin embargo, al combinar diferentes fuentes vegetales de proteínas puedes obtener una gama completa de aminoácidos esenciales. Algunas combinaciones efectivas son:

- Legumbres y cereales: combinar legumbres (como frijoles, lentejas o garbanzos) con cereales (como arroz, trigo, maíz) crea una combinación de aminoácidos completa. Por ejemplo, puedes disfrutar de un plato de arroz integral con frijoles. ¡Qué rico!
- Legumbres y frutos secos o semillas: las legumbres pueden combinarse con frutos secos o semillas para obtener una proteína completa. Por ejemplo, puedes agregar nueces o pipas de girasol a una ensalada de lentejas, o hacer un rico hummus de garbanzos con sésamo.
- Consumir una gran variedad de alimentos vegetales: para asegurarte de obtener una gama completa de aminoácidos esenciales, es importante consumir una amplia variedad de alimentos vegetales ricos en proteínas. Incluye alimentos como legumbres, nueces, semillas, quinoa, tofu, tempeh, seitán y productos de soja en tu dieta.

No es necesario combinar alimentos en cada comida: Si a lo largo del día consumes variedad de fuentes de proteínas vegetales, tu cuerpo podrá obtener todos los aminoácidos necesarios. Es importante destacar que, si sigues una dieta equilibrada y consumes suficientes calorías diarias, es poco probable que tengas problemas para obtener todos los aminoácidos esenciales, incluso si sigues una dieta vegetariana o vegana. Solo deberás prestar especial atención a la vitamina B12 y al hierro.

En resumen, los macronutrientes son los nutrientes que proporcionan energía en forma de carbohidratos, proteínas y grasas. Los micronutrientes son los nutrientes necesarios en cantidades más pequeñas, como las vitaminas y los minerales, y son esenciales para el correcto funcionamiento del cuerpo. Es importante tener una dieta equilibrada que incluya una variedad de alimentos para obtener tanto macronutrientes como micronutrientes en las cantidades adecuadas.

Azúcar, insulina, resistencia a la insulina y diabetes

¿Qué es la resistencia a la insulina?

Podemos entender, a grandes rasgos, que es una especie de prediabetes. La resistencia a la insulina es una condición en la cual las células del cuerpo no responden adecuadamente a la insulina, una hormona producida por el páncreas. La insulina es responsable de regular los niveles de azúcar en la sangre al permitir que las células absorban la glucosa y la utilicen como fuente de energía.

Cuando hay resistencia a la insulina, las células no pueden absorber la glucosa de manera eficiente, lo que provoca un aumento en los niveles de azúcar en la sangre. Para contrarrestar esto, el páncreas produce más insulina en un intento de hacer que las células respondan. Esto lleva a niveles elevados de insulina en la sangre, lo que se conoce como hiperinsulinemia.

La resistencia a la insulina suele estar asociada con varios factores, como la obesidad, la falta de actividad física, la genética y ciertos trastornos hormonales, y puede conducir a problemas graves de salud como la diabetes tipo 2, diversas enfermedades del corazón e incluso accidente cerebrovascular.

La dieta desempeña un papel crucial en la resistencia a la insulina. Algunas pautas dietéticas que pueden ayudar a controlar la resistencia a la insulina incluyen:

- Consumir carbohidratos de calidad: ya hemos visto la diferencia entre los carbohidratos complejos los simples. Recuerda que debes elegir los complejos, que se encuentran en granos integrales, legumbres, algunas frutas y verduras. Estos carbohidratos se digieren más lentamente, lo que evita picos rápidos en los niveles de azúcar en la sangre.

- Controlar el tamaño de las porciones: limita la cantidad de alimentos que consumes en cada comida para evitar excesos y mantener un equilibrio adecuado de nutrientes. Si te resulta muy difícil saciarte, bebe mucha agua y añade más verdura a tus platos.

- Aumentar la ingesta de fibra: los alimentos ricos en fibra, como los vegetales, las frutas, los cereales integrales y las legumbres, pueden ayudar a regular los niveles de azúcar en la sangre y mejorar la sensibilidad a la insulina, además de mantenerte saciado durante más tiempo. Si ves que te quedas con hambre o te entran ganas de picotear, añade una buena ensalada, unas acelgas, algo de pavo frío o unos palitos de pepino y zanahoria.

- Consumir proteínas magras: las fuentes de proteínas magras, como el pollo, el pavo, el pescado blanco, el tofu y las legumbres, pueden ser beneficiosas para controlar los niveles de azúcar en la sangre y promover la saciedad. Mi picoteo favorito es el pavo frío y el jamón cocido.

- Limitar los alimentos procesados y azúcares añadidos: los alimentos procesados suelen contener azúcares añadidos y grasas poco saludables. Son el enemigo número uno, pues están llenos de calorías vacías y empeoran nuestra salud general.

Evitarlos o limitar su consumo a lo mínimo, como ocasiones en especiales, puede ayudar a mejorar la resistencia a la insulina. ¡Ojo con los zumos! Si te gustan tanto como a mí, escoge siempre las versiones sin azúcares añadidos, y si quieres puedes diluirlos un poco con agua. Este truco me lo enseñó una enfermera y a mí me ha ayudado mucho para quitarme el antojo de un zumito dulce sin pasarme de azúcares.

- Incorporar actividad física: el ejercicio regular puede aumentar la sensibilidad a la insulina, lo que ayuda a mejorar el control de los niveles de azúcar en la sangre. Consulta con un profesional antes de iniciar cualquier programa de ejercicio, especialmente si nunca has hecho deporte o ha pasado mucho tiempo. Comenzar caminando media hora al día es un inicio fantástico y sencillo que no requiere inscripciones a gimnasios ni ningún equipo especial, solo un chándal y unas zapatillas cómodas.

¿Qué es la diabetes?

La diabetes es una enfermedad crónica que afecta la forma en que el cuerpo regula los niveles de azúcar en la sangre. Hay varios tipos de diabetes, pero los dos más comunes son la diabetes tipo 1 y la diabetes tipo 2.

Diabetes tipo 1: También conocida como diabetes juvenil o insulinodependiente, la diabetes tipo 1 se caracteriza por la incapacidad del cuerpo para producir insulina. En este tipo de diabetes, el sistema inmunológico ataca y destruye las células beta del páncreas, que son las encargadas de producir insulina. Como resultado, las personas con diabetes tipo 1 requieren inyecciones diarias de insulina para sobrevivir. Esta forma de diabetes generalmente se desarrolla en la infancia o la adolescencia y su causa exacta no se conoce, aunque se cree que tiene una base genética y puede desencadenarse por factores ambientales.

Diabetes tipo 2: La diabetes tipo 2 es el tipo más común de diabetes, representando aproximadamente el 90% de los casos. En la diabetes tipo 2, el cuerpo produce insulina, pero las células no responden adecuadamente a ella (resistencia a la insulina) o no se produce suficiente insulina. La diabetes tipo 2 generalmente se desarrolla en adultos, aunque también puede ocurrir en niños y adolescentes. La obesidad, la falta de actividad física, la genética y los hábitos de vida poco saludables son factores de riesgo comunes para la diabetes tipo 2.

Los síntomas comunes de la diabetes incluyen aumento de la sed, micción frecuente, aumento del apetito, pérdida de peso inexplicada, fatiga, visión borrosa, cicatrización lenta de heridas y mayor susceptibilidad a infecciones.

El tratamiento de la diabetes implica controlar los niveles de azúcar en la sangre para evitar complicaciones a largo plazo. Esto generalmente se logra a través de una combinación de medicamentos, planificación de comidas saludables, control del peso, actividad física regular, monitoreo de glucosa en sangre y, en el caso de la diabetes tipo 1 o de diabetes tipo 2 muy descontrolada, administración de insulina.

¿Qué diferencias hay entre diabetes y resistencia a la insulina?

En resumen, la resistencia a la insulina es una condición en la cual las células no responden adecuadamente a la insulina, mientras que la diabetes tipo 2 implica una disfunción en la producción o utilización de la insulina. La resistencia a la insulina es un factor de riesgo para la diabetes tipo 2, pero no todas las personas con resistencia a la insulina desarrollarán diabetes. Sin embargo, la resistencia a la insulina puede ser un precursor de la diabetes tipo 2 y puede progresar a la diabetes si no se maneja adecuadamente a través de cambios en el estilo de vida y, en algunos casos, medicamentos. Es decir, que mientras estamos en resistencia a la insulina aún podemos evitar una enfermedad crónica, pero una vez cruzamos el umbral y nos convertimos en diabéticos, por muy bien controlada que esté la enfermedad, será para siempre.

Recuerda: algunos factores que pueden causar resistencia a la insulina y diabetes incluyen:

- Obesidad
- Sedentarismo
- Edad avanzada
- Historia familiar de diabetes
- Síndrome de ovario poliquístico (SOP)
- Hipertensión
- Hipercolesterolemia
- Enfermedad del hígado graso no alcohólico
- Diabetes gestacional

Hay una serie de medidas que puedes tomar para mejorar tu resistencia a la insulina y reducir tu riesgo de desarrollar complicaciones. Estas incluyen:

- Perder peso
- Aumentar la actividad física
- Seguir una dieta saludable baja en azúcar y carbohidratos y alta en proteínas, frutas, verduras y cereales integrales
- Limitar o evitar el consumo de alcohol
- Manejar el estrés

Chuleta de alimentos saludables con mayores niveles de vitaminas y minerales:

Vitamina A	Zanahorias Batatas Espinacas Calabaza Mangos Melón cantalupo Albaricoques Mantequilla	Hígado de ternera Kale (col rizada) Brócoli Lechuga de hoja verde oscura Huevos (yema) Queso Pescados grasos: salmón, caballa y atún
Vitamina D	Exposición solar Pescados grasos: Salmón, caballa, atún, sardinas y arenque Hígado de bacalao Yema de huevo Margarina fortificada	Hongos: champiñones shiitake y maitake Leche fortificada: animal o vegetal Cereales fortificados de desayuno Zumo de naranja fortificado Yogur fortificado (Densia®)
Vitamina E	Almendras Nueces Semillas de girasol Aceites vegetales Espinacas Espárragos Kiwi Aguacate	Aceitunas Aceite de oliva Pimientos rojos Trigo sarraceno Tomate Brotes de girasol Mango Calabaza

Vitamina K	Espinacas Col rizada (kale) Brócoli Col de Bruselas Perejil Aceite de oliva	Berros Espárragos Aceite de soja Acelga Lechuga romana.
Vitamina C	Naranjas Kiwis Guayabas Fresas Piñas Mangos Papayas Espinacas	Mandarinas Limones y limas Acerolas Guisantes Pimientos rojos y verdes Coles de Bruselas Brócoli
Vitamina B1 (tiamina)	Levadura nutricional Cereales integrales: arroz integral, avena, trigo integral y centeno Legumbres: frijoles, lentejas, garbanzos y guisantes Nueces y semillas: nueces, pistachos, semillas de girasol y semillas de linaza Huevos	Carne de cerdo Hígado de res, cerdo y pollo Pescados: salmón, el atún y las sardinas Productos de panadería y cereales fortificados Vegetales de hojas verdes: espinacas, acelgas y col rizada
B2 (riboflavina)	Hígado Almendras Hongos: setas, champiñones Espinacas Espárragos Acelgas Brócoli Carne de res	Espárragos Lácteos Huevos Salmón Sardinas Pollo Pavo
B3 (niacina)	Pollo Pavo Pescados grasos: atún, salmón, caballa, sardinas Carne de res Hígado de res y de pollo Pavo Anacardos Champiñones	Cacahuetes Legumbres: lentejas, garbanzos, frijoles Arroz integral Avena Levadura de cerveza Semillas de girasol Espárragos

B5 (ácido pantoténico)	Hígado de res o pollo Riñones de res o pollo Pescados grasos Pollo Pavo Carne de res Huevos Lácteos	Levadura de cerveza Legumbres: lentejas, garbanzos, guisantes Aguacate Semillas de girasol Hongos: champiñones, setas Brócoli Coliflor
B6 (piridoxina)	Pavo Pollo Pescados Carne de res Hígado Huevos Patatas Batatas Zanahorias	Plátanos Aguacate Garbanzos Lentejas Semillas de girasol Pistachos Nueces Espinacas Brócoli
B7 (biotina)	Yema de huevo Lácteos Levadura de cerveza Frutos secos Semillas Salmón Aguacate Cereales integrales	Plátanos Coliflor Hongos Espinacas Brócoli Frijoles Guisantes
B9 (ácido fólico)	Espinacas Espárragos Brócoli Lentejas Garbanzos Frijoles Guisantes Lechuga romana	Aguacate Naranjas Plátanos Remolacha Nueces Semillas de girasol Espárragos
B12 (cobalamina)	Mariscos Hígado de ternera Productos enriquecidos con B12: leches vegetales, cereales de desayuno	Huevos Lácteos Carnes Pescados
Calcio	Lácteos: leche, yogur, queso Sardinas enlatadas (con espinas) Salmón enlatado (con espinas blandas) Tofu y otros productos de soja fortificados con calcio Brócoli Col rizada	Berza (kale) Almendras y otras nueces Semillas de chía y de sésamo Higos secos Jugo de naranja fortificado con calcio Leche de almendras, soja u otras leches vegetales fortificadas

Fósforo	Pescados y mariscos Carne de res Carne de cerdo Pollo y pavo Huevos Lácteos Nueces Chocolate negro	Almendras Legumbres: garbanzos, lentejas, frijoles Avena y otros cereales integrales Semillas de calabaza y de girasol
Hierro	Carnes rojas: cordero y ternera Hígado Pollo y pavo Pescados y mariscos: sardinas, atún, almejas, mejillones Cereales fortificados de desayuno Cacao en polvo sin azúcar Remolacha	Huevos Legumbres: lentejas, garbanzos, frijoles Tofu Semillas de calabaza Semillas de sésamo Frutos secos Espinacas
Magnesio	Frutos secos Semillas de calabaza y girasol Legumbres Espinacas Brócoli Aguacate Plátanos	Cacao en polvo sin azúcar y chocolate negro Productos integrales: arroz integral, avena, quinoa Yogur y kéfir Pescados Tofu Leche de vaca y vegetal
Potasio	Plátanos Naranjas Cítricos Patatas Tomates Espinacas Batatas Calabaza	Aguacate Melón Frijoles Lentejas Almendras Leche y yogur Salmón Atún
Selenio	Nueces de Brasil Pescados y mariscos Pavo y pollo Semillas de girasol Avena	Arroz integral Champiñones y setas Lentejas Huevos Leche
Yodo	Algas marinas: kombu, wakame, lechuga de mar, agar agar, nori, espirulina	Pescados y mariscos Sal yodada
Zinc	Ostras Carne de res y cordero Pavo y pollo Cangrejo y langosta Semillas de calabaza	Lentejas Frijoles Nueces y anacardos Avena Chocolate negro

Fibra	Frutas: Manzana, plátano, melocotón, pera, mandarina, ciruela, bayas, higos y otras frutas deshidratadas, kiwis	Frutos secos y semillas: Almendras, nueces, avellanas, pistachos. Semillas de chía, semillas de lino (linaza), semillas de calabaza
	Verdura: Lechuga, acelga, zanahoria cruda, espinaca, espárrago, remolacha, champiñones, calabaza, patatas y batatas al horno con cáscara, brócoli, alcachofa, judías verdes.	Cereales integrales: Avena, cebada, quinoa, arroz integral, trigo sarraceno, pan integral, pasta integral, palomitas de maíz caseras
	Legumbres: Lentejas, garbanzos, frijoles, guisantes, habas	Frutas secas: Dátiles, higos, ciruelas pasas, orejones, uvas pasas

PSIQUIATRA

Ya hemos pasado el ecuador de esta gran aventura camino a ese horizonte tan deseado: vernos sanos, perdiendo peso y llenos de energía. Ya casi estamos, solo faltan unos pocos pasos más. El siguiente es la visita al psiquiatra.

¿Al psiquiatra? ¿Por qué, es que estoy loco?, te preguntarás. Pues no, no lo estás. La visita al psiquiatra es obligatoria para todo el mundo que quiera someterse a una cirugía de pérdida de peso. Sin su firma no te aceptarán como candidato, así que hay que pasar por ahí sí o sí.

Pero ¿por qué hay que pasar obligatoriamente por una visita con el psiquiatra? Muy sencillo. Será el propio nutricionista o endocrino quien nos derive para esta consulta, que pueden ser una o dos sesiones. Normalmente no necesita más, a no ser que tengas antecedentes de alguna patología mental. En esta sesión el psiquiatra simplemente se asegura de que estás preparado emocionalmente para afrontar los cambios drásticos que están a punto de ocurrir en tu vida, que tienes las herramientas adecuadas para enfrentarte a los obstáculos que puedan surgir y que has entendido adecuadamente todo lo que conlleva una operación como esta. Ya que estamos allí, lo ideal es que le plantees todas las inquietudes que te puedan surgir: ¿seguirás siendo la misma persona después de operarte? ¿Te acostumbrarás a los efectos secundarios? ¿Qué pasará en el trabajo? ¿Y en las relaciones sexuales? Todas estas dudas y el miedo a la propia operación son absolutamente normales y en la consulta con el psiquiatra tienes la oportunidad de poner orden a todos esos pensamientos y a que te ayude a lidiar con la ansiedad.

También será el momento en que el psiquiatra hará un pequeño repaso por tu historial, para descartar posibles incompatibilidades con la operación, lo que te sacaría automáticamente de la lista de candidatos o, en el mejor de los casos, pospondría la cirugía para más adelante. Son pocos los supuestos en los que esto ocurre, pero estos son algunos:

- Si padeces o has padecido recientemente algún trastorno de la alimentación, como bulimia, vómitos y/o atracones. Se deberá resolver este problema antes de poder volver a valorarte como candidato a la cirugía, tras un periodo de remisión que asegure la estabilidad física, mental y emocional.
- Si padeces algún trastorno mental grave, como esquizofrenia o trastorno bipolar sin un correcto control, agorafobia, depresión mayor grave o intentos de suicidio recientes.
- Si tienes discapacidad intelectual que no permita un grado de responsabilidad y autocuidados alto o que dificulte el correcto entendimiento de la cirugía y sus consecuencias.
- Si sufres dependencia o abuso de alcohol o drogas.

Otros criterios que podrían suponer una traba o algunas sesiones extra pero que no son totalmente incompatibles con la cirugía son las siguientes:

- Trastorno adaptativo, es decir, un desajuste importante al estar pasando por un momento de gran estrés vital, como el debido a una situación económica extrema, la pérdida de un ser querido, el nacimiento de un hijo, un divorcio, mobbing en el trabajo…
- Trastornos afectivos y de personalidad, como el trastorno límite de la personalidad, un trastorno obsesivo compulsivo, ansiedad grave o una depresión.
- Baja motivación hacia la cirugía o que esta se pretenda realizar por los motivos equivocados, como por estética, para salir de una crisis de pareja o la búsqueda de una «solución milagro» para bajar de peso, sin la motivación adecuada para un cambio de hábitos y de estilo de vida.
- Que tu relación con la comida no haya sanado. Una relación saludable es aquella en la que entendemos que los alimentos están para nutrirnos y darnos energía, no para llenar vacíos ni para compensar nuestros problemas y emociones.

Si presentas alguno de estos problemas o algún otro, es el momento perfecto. Aprovecha esa primera consulta con el psiquiatra para exponerle todo lo que te preocupa y poner orden a aquello que te inquiete antes de someterte a un cambio vital tan importante. Vas a necesitar todas tus energías, y para eso hay que estar sanos por dentro y por fuera.

CIRUJANO, DIGESTIVO Y PRUEBAS COMPLEMENTARIAS

¡Ya casi hemos llegado! Puede que hasta ahora hayas sentido que todo marchaba demasiado despacio, que no avanzabas hacia tu esperado cambio de vida, pero ya está aquí, a la vuelta de la esquina. ¡Solo falta la recta final!

El siguiente gran paso es la visita al cirujano. En la primera consulta revisará tu caso, te resolverá todas las dudas que puedan haberse quedado en el tintero sobre la cirugía (por ejemplo, explicarte detalladamente en qué consiste y qué tipos hay, como hemos explicado anteriormente), sobre la anestesia y sobre la recuperación. No te quedes con ninguna duda, aprovecha y pregunta todo lo que te preocupe o te dé miedo, pues es un buen momento para afianzar nuestra decisión y quedarnos con sensación de tranquilidad en vez de miedo o ansiedad.

Además, el cirujano te pedirá unas cuantas pruebas necesarias para la cirugía. Entre otras, te pedirá cita con el anestesista, una espirometría, análisis de sangre y un estudio esófago-gastroduodenal.

La **espirometría** es una prueba muy sencilla y necesaria en todas las cirugías programadas en las que se vaya a utilizar anestesia general. Consiste en espirar todo el aire que quepa en tus pulmones en un tubo que te meterás en la boca, de forma que puedan medir con precisión tu capacidad pulmonar exacta. Con esta información adaptarán el respirador para poder intubarte con seguridad durante la cirugía.

> *Quizá yo poseía una torpeza natural cuando me la hicieron, pero estuve un buen rato repitiéndola hasta que los números cuadraron, así que no te asustes ni desesperes si te quedas allí un buen rato.*

El **estudio esófago-gastroduodenal** es una prueba muy sencilla e indolora que le dará muchísima información al cirujano para poder adaptar la cirugía a tus características personales. Consiste simplemente en una radiografía en la que pueden ver en vivo y en directo cómo funciona tu sistema digestivo. Para ello, tendrás que desnudarte y quitarte cualquier objeto o joya metálica, ponerte una bata de hospital y beberte un preparado a base de bario que te darán en un vaso. Normalmente es un vaso bastante grande, de aproximadamente medio litro, y el sabor deja bastante que desear, pero es perfectamente tolerable. El bario actúa como contraste, de forma que pueden verlo a través de la cámara de rayos X. Te irán indicando que bebas a sorbos o a tragos según necesiten comprobar que el bario baja por todo el sistema digestivo.

Tras la prueba, te indicarán que bebas mucha agua durante un par de días para ayudar a expulsar el bario, y es posible que las heces sean blancas durante un par de días. Nada de lo que preocuparse.

Con esta prueba, además de comprobar que todo está en orden y cómo funciona tu sistema digestivo, la longitud de tus asas intestinales y otros tecnicismos útiles para el equipo de cirugía, también comprobarán que no haya ningún problema adicional.

En mi caso, gracias a esta prueba, me detectaron una hernia de hiato, es decir, una hernia en la parte superior del estómago, que se había desplazado de su sitio, y pudieron corregirlo en la misma cirugía bariátrica. Sencillo y sin molestias adicionales.

Entre las pruebas adicionales que probablemente te pedirán puede haber una prueba de coagulación, que te harán normalmente en el mismo análisis de sangre que te pida el cirujano. Si estás tomando medicación anticoagulante, puede que te pidan que dejes de tomarla durante unos días. También pueden pedirte un electrocardiograma y otras pruebas menores que te realizarán de forma rutinaria para tener toda la información posible sobre ti a la hora de entrar en el quirófano.

Una vez estén hechas todas estas pruebas, si todo va bien y te dan luz verde… ¡entras de cabeza en la lista de espera! Puede que, para agilizar un poco el asunto, te metan en la lista de espera antes de hacerte estas pruebas, pero depende de cada hospital y de cada cirujano.

La lista de espera depende muchísimo del hospital, de la comunidad en la que vivas y de si has escogido un hospital público o uno privado. En los hospitales privados la lista es, por lo general, bastante más corta, aunque insisto en que depende mucho del lugar y del momento. En 2016, cuando yo me sometí a la operación, en la Comunidad de Madrid en un hospital público, la lista de espera fue de tan solo dos meses. Sin embargo, debido a los recortes y la privatización que ha sufrido la sanidad pública en los últimos años, me consta que esta lista de espera ha crecido considerablemente, y puede llegar a ser superior a un año en el peor de los casos. ¡Mucha paciencia y aprovecha para afianzar todos los hábitos saludables que has ido adquiriendo por el camino!

Recuerda que, cuanto mejor estés de salud y más peso consigas bajar antes de la cirugía, más fácil será realizarla, mejor recuperación tendrás y también mejor pronóstico.

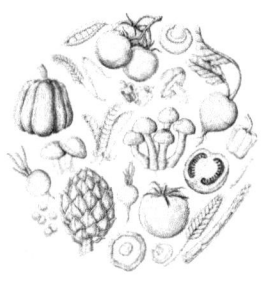

CAPÍTULO 3: DURANTE LA CIRUGÍA

PREOPERATORIO: DIETA Y MEDICACIÓN

Llegados a este punto, ya hemos superado la fase más desesperante y frustrante de todas. El momento de la verdad por fin ha llegado y es hora de demostrar todo lo que has aprendido hasta ahora. Todos los cursos de nutrición, las visitas a los diversos especialistas, la dieta, los hábitos, los cambios de estilo de vida y las pruebas médicas nos han llevado a este instante en el que todo lo anterior se convertirá en una especie de Biblia que deberás seguir a rajatabla.

Marca bien en el calendario la fecha que te hayan dado para la cirugía, porque a partir de ese día nada volverá a ser igual. ¡Empieza a prepararte!

Es muy probable que el cirujano te dé instrucciones para las semanas previas a la intervención. Lo más común es que te retire parte de la medicación si estás tomando, como los anticoagulantes o los antiagregantes, para evitar sangrados excesivos y hematomas tanto durante como tras la cirugía.

Si durante los estudios que te han hecho han visto que tienes el hígado graso o que está agrandado, probablemente te pida también que hagas una dieta líquida durante una o dos semanas. Se ha comprobado que es un método eficaz para reducir rápidamente el tamaño del hígado, lo que facilitará mucho la tarea del cirujano cuando tenga que manipular todos los instrumentos dentro de tu cuerpo, dándole más espacio y mejor visión. Puede que te parezca duro al principio, pero piensa que es una forma de empezar a acostumbrarte a lo que está a punto de llegar.

Si no te pide que hagas una dieta líquida, simplemente intenta hacer una dieta sana las semanas previas, para depurar lo máximo posible el organismo y llegar a la operación en el mejor estado de salud que puedas. Puede que te pidan que evites algunos alimentos que dejan «rastro», como los lácteos o algunos tipos de fibra.

Aprovecha también estos últimos días para preparar todo lo que vayas a necesitar para el hospital y para tu vuelta a casa. Para la estancia en el hospital necesitarás una bolsa con:

- Zapatillas de estar por casa (mejor sin talón para no agacharte al ponértelas)
- El móvil y el cargador
- Un libro o ebook (llévate este para repasar las dudas que te puedan surgir a última hora)
- Música y cascos si te ayuda a relajarte

- Tu medicación habitual si no te han dicho lo contrario
- Un neceser con desodorante, un peine, cepillo y pasta de dientes, etc.
- Una bata cómoda que se abra por delante
- Algo para entretenerte durante los días que estés allí
- Ropa amplia y cómoda que no te roce ni apriete las heridas para el día que te den el alta
-

Para la vuelta a casa necesitarás tener preparadas de antemano algunas cuestiones. Te facilitará mucho la vida si lo organizas antes y no tienes que estar pendiente de ello nada más salir del hospital. Entre ellas:

- Batidos de proteínas. Pregunta de antemano a tu cirujano y nutricionista cuáles te recomienda, porque después puede ser difícil encontrarlos.
- Proteínas en polvo. A mí me recomendaron unas carísimas que no se diferenciaban en nada de unas proteínas normales de suero de leche que pueden encontrarse en cualquier tienda de nutrición deportiva.
- Multivitamínico líquido. Es importantísimo que sea líquido, ojo, no puede ser en ningún otro formato, así que puedes pedirlas en tu farmacia con antelación por si las tuvieran que encargar. Si no las encontrases, una alternativa es comprarlas en cápsulas y abrirlas para mezclar el polvo con algo de líquido, pero no lo recomiendo. Es asqueroso.
- Ropa cómoda que no roce las heridas.

- Dejar la casa limpia, sobre todo las sábanas de la cama y/o las mantas, para minimizar el riesgo de infecciones.
- Un pequeño botiquín con un termómetro, jabón neutro, desinfectante, gasas estériles y apósitos.

Por último, deberás ingresar en el hospital el día antes de la operación para que te hagan análisis y te mantengan en ayuno durante 24h.

¡Mañana es el gran día! ¡Nervios fuera!

EL DÍA D: INGRESO, CIRUGÍA Y HOSPITAL

Ingreso

El día que ingreses deberás llegar a primera hora, en ayunas y con tu bolsa de viaje con todas tus cosas. Según llegues tendrás que pasar por admisión, donde te darán papeles y te indicarán a dónde dirigirte, o puede que vaya alguien a buscarte para acompañarte. Cuando llegues al ala donde pasarás los próximos días, te instalarán en una habitación, que puede ser compartida o individual, y te pondrán la pulsera de ingreso con tus datos. Poco después te sacarán sangre en la misma habitación y te podrán otra pulserita con tu grupo sanguíneo. El resto del día lo pasarás tan tranquilo que incluso te aburrirás, así que aprovecha para caminar por el pasillo, para leer o hacer sudokus, lo que sea que te ayude para que se te pase más deprisa.

Tal vez venga alguna auxiliar de enfermería para afeitarte la zona abdominal y púbica. No te asustes, no se ha equivocado ni intenta proponerte nada indecente. Simplemente hay que rasurar la zona que van a operar para evitar infecciones y pelitos enquistados, así que dependerá de cuánto vello tengas. Puedes afeitarte o depilarte con cera por tu cuenta unos días antes de llegar al hospital si así te resulta más cómodo.

Como deberás guardar ayuno, las comidas de este día solo consistirán en caldo desgrasado o té que te darán en el propio hospital. Sorprendentemente, el caldo es una de las comidas más sabrosas de los hospitales, quién lo iba a decir. A parte de eso, lo único que podrás ingerir es agua hasta la noche.

Es importante que intentes descansar esa noche antes de la operación para que tu cuerpo esté lo más fuerte posible. Si no llevas bien la ansiedad o los nervios, trata de relajarte con música, algo de lectura, escribiendo por mensaje a tus seres queridos en busca de ánimo y practicando la respiración abdominal profunda. Otra técnica de relajación que funciona muy bien es tratar de imaginarnos una imagen neutra, como un limón, con el mayor detalle posible: su textura, su peso, el olor, el color, imaginar su jugo goteando al cortarlo sobre una tabla de madera... Al mantener la atención totalmente ocupada en un estímulo sin carga emocional como esa conseguiremos que nuestro cerebro no nos lo haga pasar mal durante esos momentos previos al sueño, cuando más vueltas solemos darles a lo que nos preocupa.

> *Si aun así la ansiedad puede contigo y no consigues conciliar el sueño, puedes pedirle a las enfermeras que te den una pastilla para ayudarte a dormir. Probablemente te darán un ansiolítico para ponerte debajo de la lengua y en poco rato te sentirás mejor y conseguirás descansar. Intenta que sea temprano, porque te harán madrugar un montón.*

El Día D

Amanece un nuevo día, pero no es un día cualquiera: es el día de la operación. Si te han agendado la cirugía para primera hora de la mañana, significa que a las siete o antes ya tendrás a las enfermeras despertándote y empujándote para que te levantes y te asees. Algo que me resultó muy curioso es que te dan instrucciones muy concretas para ducharte. Como debes entrar en el quirófano libre de todo bicho posible y eso incluye las bacterias de la piel y de la boca, deberás darte una buena ducha esa misma mañana con unas esponjas pre-enjabonadas que te facilitarán en el hospital. Basta con mojarlas y ya tendrán espuma, aunque también tienen un jabón especial allí si necesitas más.

> *Ese jabón es el mejor que he probado en la vida, y es válido tanto para el cuerpo como para el cabello. La sensación de limpieza total que deja es algo que no he conseguido repetir nunca y siempre me ha dado mucha rabia no recordar cómo se llama.*

Las instrucciones hay que seguirlas al pie de la letra. Pueden parecer una tontería, pero tienen un porqué: deberás empezar por el pelo, el rostro, los hombros y seguir lavándote el cuerpo de arriba hacia abajo. De esta manera, no arrastrarás ninguna bacteria de nuevo hacia arriba, todas se eliminarán hacia abajo con el agua y no volverás a contaminar con la esponja una zona limpia.

Después deberás lavarte bien los dientes con tu pasta habitual y enjuagarte con un colutorio para eliminar las bacterias bucales. Normalmente te lo facilitan en el hospital, pero puedes llevarte el tuyo si quieres.

Una vez estás brillante como los chorros del oro, te darán una bata limpia y te pondrán un gorrito de papel ridículo. Hazte un selfie si quieres: así podrás reírte después y tener la última foto antes de tu gran transformación. No te dará mucho tiempo a ponerte de los nervios, enseguida irán a por ti y te llevarán, con cama y todo, por todos los pasillos y ascensores ocultos del hospital camino a los quirófanos.

¿Has estado alguna vez en un quirófano? Si la respuesta es sí, ya sabes qué esperar. Si la respuesta es no... bueno, no te asustes. Los quirófanos son lugares hostiles, pero son muy seguros. Lo primero que verás al atravesar las puertas es una antesala en la que las enfermeras y los anestesistas aprovecharán para cogerte vías y administrarte un antibiótico intravenoso. Esto lo hacen para prevenir cualquier infección, tanto común como intrahospitalaria.

Después pasarás al quirófano propiamente dicho, y enseguida lo notarás porque hará mucho frío. Todos los quirófanos están a temperaturas muy bajas para prevenir la proliferación de bacterias. Como ves, todo está pensado para prevenir complicaciones. Te pedirán que te arrastres como buenamente puedas de tu cama a la camilla del quirófano y después te quitarán la bata. Sí, toda tu desnudez estará expuesta sobre la camilla, pero no te preocupes, enseguida te cubrirán con una sábana de papel y probablemente te pondrán algo para mantener el calor corporal a salvo del frío del quirófano. En mi caso recuerdo vagamente que era una especie de colchoneta de aire caliente bastante reconfortante. Lo más incómodo es que te pondrán los brazos en cruz y quizá incluso te los aten. La postura no es precisamente confortable y quizá cuando despiertes de duela la espalda, pero no tiene mucho más que eso.

Una vez llegue el cirujano, se presentará y te dirán que están listos para comenzar. Olvídate de ese momento tan típico de las películas en el que te piden que cuentes diez hacia atrás y te vas quedando dormido lenta y plácidamente. Para nada. Te administrarán una anestesia por vía intravenosa y sentirás un mareo intenso que durará exactamente un segundo antes de perder el conocimiento. Después, estarás totalmente dormido y ellos empezarán a operarte sin que tú te enteres absolutamente de nada: ni de la intubación, ni del bisturí ni nada de nada. Tú tendrás un sueño reparador mientras ellos hacen su trabajo. Bendita medicina moderna.

Cuando todo haya terminado, probablemente te quitarán la intubación dentro del propio quirófano si tus condiciones de salud y la anestesia lo permiten, y eso significará que ya empezarás a despertarte. Pero no te hagas ilusiones, no recordarás absolutamente nada de esos momentos tras la cirugía, la anestesia aún estará dentro de tu cuerpo y borrará absolutamente todos los recuerdos de ese instante. Además, volverás a dormirte enseguida.

Mi familia me recuerda a menudo que salí del quirófano y les saludé con la mano sonriendo al verles esperando en el pasillo. A día de hoy sigo pensando que se lo inventaron para tomarme el pelo, porque no guardo ni el recuerdo más remoto de ese instante. Para mí jamás ocurrió. Mi cerebro simplemente no registró nada de aquello.

¿Qué esperar después de la cirugía?

Cuando vuelvas a despertar, esta vez ya siendo consciente de tu entorno, estarás en la sala de REA (de reanimación) o Despertares. Es donde están todas las personas que acaban de salir de una cirugía con anestesia general. Tendrás un montón de cables en el pecho, vías en los brazos, un tensiómetro en el brazo, un pulsioxímetro en el dedo índice, un tubo fino por que entra por la nariz hasta el estómago (un poco molesto, pero no tanto como podría parecer) un par de tubos con perillas que salen de las incisiones (los drenajes) y unas botas en las piernas que se hincharán cada pocos segundos dándote un suave masaje. Todo eso es normal y está para que las enfermeras puedan ver todas tus constantes vitales desde los monitores del puesto de control. Te estarán vigilando en todo momento aunque no lo creas. También tendrás una sonda puesta en la vejiga para que no tengas que levantarte en ningún momento, ni siquiera para ir al baño.

Es muy probable que en esos momentos tengas mucho sueño y mucha sed, pero no sentirás dolor. Si la sed es insoportable, puedes pedirle a una enfermera que te humedezca los labios con una gasa empapada para aliviar la incomodidad, pero no podrás beber nada. El amodorramiento será tal que el tiempo pasará de forma extraña y se te hará rápido y lento a la vez. Pasarás allí unas cuantas horas, y con suerte podrás recibir alguna visita muy corta. Intenta descansar y dormir todo lo que puedas para que se te pase más rápido y te recuperes antes; si es que los aparatos, el ir y venir de gente y los pitidos de las máquinas te dejan, claro.

Puede que tengas que pasar allí la noche o que tengas suerte y te suban a planta a última hora de la tarde/noche. Si es lo segundo, podrás dormir en tu propia habitación, mucho más tranquila y silenciosa que la sala de Despertares. El cansancio seguirá haciendo mella y querrás dormir aunque lleves todo el día haciéndolo, y probablemente puedas pasar la noche en compañía de algún familiar. Eso sí, tendrá que dormir en una silla reclinable junto a tu cama, generalmente bastante incómoda. No está de más que se traiga una almohada para el cuello y una manta.

Durante la noche pasarán las enfermeras varias veces a tomarte la temperatura y cambiarte los sueros y/o medicación si hiciera falta. Puedes sobresaltarte si no te lo esperas, pero es totalmente rutinario. En los hospitales es muy difícil dormir toda la noche del tirón.

Lo peor para mí de esa primera noche fue el dolor. No por la operación en sí, que no me molestó nada en absoluto, sino por la espalda. Debí hacerme una contractura en las lumbares durante la cirugía debido a la postura de los brazos, arqueando la espalda, y ese dolor me molestó bastante durante algunas horas. Le pedí a la enfermera que me diera algo para el dolor y enseguida me lo aliviaron y pude dormir unas cuantas horas más. Fue la única vez que pedí analgésicos en todo el ingreso.

El día después: comienza tu nueva vida

El día después de la cirugía te despertarás mucho mejor de ánimo y de fuerzas, pero no intentes hacer alardes tampoco. Ya se encargarán las enfermeras y auxiliares de levantarte para ayudarte a asearte y probablemente quieran que intentes sentarte en el sillón de al lado de la cama durante un ratito. Lo justo para ver qué tal te sienta no estar totalmente horizontal y para que puedan cambiar las sábanas, ya que están.

Te aconsejo que aproveches para mover y estirar despacio el cuello, porque tras tantas horas en la cama se suele quedar como si fuera de madera. También es muy probable que te quiten la sonda de la vejiga. Es un poquito molesto, pero solo es un tirón de un segundo y ya está fuera. Es más molesto en hombres que en mujeres porque la uretra es más larga, evidentemente. A partir de ahí tendrás que levantarte al baño con ayuda, aunque el primer día es mejor que pidas la cuña directamente, porque aún estarás débil.

Normalmente es un día bastante tranquilo, pero en mi caso fue un pequeño caos. Lo cierto es que habitualmente mi presión arterial es muy baja, algo raro en personas con obesidad, y tras una cirugía es normal que puedan dar bajadas de tensión, así que esa mañana, cuando las enfermeras me ayudaron a levantarme y me senté en sillón de al lado, empecé a marearme. Sufrí un síncope (es decir, un desmayo) con convulsiones incluidas.

Es bastante desagradable, pero no tiene ninguna secuela (salvo que te caigas y te golpees, pero estaba sentada). Perdí el resto del día tumbada recuperándome del pequeño susto, porque mis desmayos son un poquito especiales, pero ese es otro asunto que no tiene nada que ver con la cirugía y casi seguro que no es tu caso. No conozco a nadie a quien le haya ocurrido, así que lo más seguro es que se debiera a mi condición previa; eso sí, hizo que mi recuperación fuese más lenta de lo esperado y que no pudiera levantarme y empezar a caminar tan rápido como otros pacientes.

Como estarás bastante más alerta que el día anterior, ya habiendo expulsado por completo la anestesia de tu cuerpo, empezarás a notar algunas cosas en las que puede que no hubieras reparado antes:

- **La sonda nasogástrica:** es ese tubo fino tan molesto que tienes pegado en la cara con esparadrapo, que se cuela por tu nariz y baja hasta el estómago. Sí, es molesto, aunque te sorprenderá comprobar que lo es bastante menos de lo que parece. Te lo quitarán pronto, no te preocupes. Te darás cuenta rápido de que está lleno de un líquido azul. Este se llama azul de metileno y se utiliza durante la cirugía y después para comprobar que las suturas están bien cerradas y no se escapa nada. Como es inconfundible de la sangre y otros fluidos por su color, es fácil cerciorarse de si hay alguna fuga. La sonda nasogástrica estará conectada a una bolsita a la que irá saliendo el azul de metileno poquito a poco. Es posible que la orina sea azulada o verdosa. No te preocupes, es por el azul intenso, que la tiñe un poco.

- **Los drenajes:** para mí sin duda fue lo más molesto de todo mi paso por el hospital. Son esos tubos que salen de dos heridas de la cirugía y que terminan en una especie de pera de silicona que llevas colgando a cada lado, sujetas con una pinza a la bata. El líquido y la sangre de la inflamación por la cirugía literalmente se drena hacia fuera a través de estos tubos y salen a la pera, que vaciarán las enfermeras cuando se llenen. Como hay sangre en ese líquido, pueden formarse coágulos y son desagradables de ver, pero son totalmente normales. Intenta no tocar mucho esas peras y, sobre todo, que no se enganchen con nada al moverte, porque pueden darte un tirón y abrirte algún punto.

- **Los puntos y grapas:** si tu cirugía ha sido laparoscópica, que es lo más habitual, te sorprenderá bastante darte cuenta de lo pequeñísimas que son las heridas. En mi caso fueron cinco: dos a los lados del abdomen, otra en la boca del estómago, otra un poquito más en medio hacia la izquierda y otra totalmente disimulada dentro del ombligo. ¡Una maravilla! No miden más de dos o tres centímetros las más grandes y, si te han puesto grapas, ya estarán empezando a cerrarse. Estarán un poquito rojas, pero es normal. Las enfermeras se encargarán de limpiártelas y desinfectarlas todos los días. Después de unos días empezarán a picar un poquito y eso será señal de que ya están empezando a curar. Es posible que alguna tenga puntos en lugar de grapas, sobre todo las de los drenajes. Esas curan un poquito más despacio y hay que limpiarlas con más esmero.

- **Las vías en los brazos**: si te ocurre como a mí, tendrás más de una vía puesta. Yo tuve en ambas sangraduras (la parte interna de los codos) y otra más en la mano izquierda. Te las irán quitando si todo va bien hasta dejarte solo una para los sueros y la medicación. Casi seguro tendrás pasando por el gotero un suero con algo de glucosa y algo para quitarte posibles dolores o molestias.

- **El botón de morfina**: sobre esto solo puedo contar lo que me dijeron mis compañeros de planta a los que operaron el mismo día y los siguientes. Al parecer, todos tenían a libre disposición una bomba de morfina que podían activar ellos mismos dándole a un botón. Yo no tuve de eso y parece ser que fui la única de toda la planta sin ella. Probablemente fuese porque suelo tener la tensión muy baja y los mórficos la bajan más todavía, así que no era una buena opción para mí. En su lugar, pasé toda la estancia en el hospital con paracetamol intravenoso y no me hizo falta nada más. Lo cierto es que en mi caso el dolor fue mínimo.

Durante este primer día recibirás la visita del cirujano o del médico de planta, que te preguntará qué tal te encuentras y comprobará tu estado general. La visita será fugaz, así que no esperes mucho de ella, pero haz todas las preguntas que necesites. Además de esta visita, recibirás las de las enfermeras a lo largo de todo el día: para la medicación, para los sueros, para sacarte sangre, para lavar las heridas y las vías, para asearte y para tomarte la tensión y la glucosa. Pura rutina. También te pincharán en la barriga dos veces al día. Es un anticoagulante, para evitar trombos durante el periodo de recuperación. Pica un poco y te saldrán hematomas enormes en la tripa: son completamente normales y ocurre siempre. Sí, vas a ser un cuadro andante durante unas semanas, es parte del proceso. Por lo demás, será un día bastante aburrido, así que te vendrá bien tener a mano el móvil, la música, un libro o una baraja de cartas. No podrás comer ni beber nada todavía, pero no sentirás nada de hambre y, aunque tengas sensación de sed, estarás bien hidratado gracias a los sueros.

El segundo día será un poquito más interesante. Probablemente te quiten la sonda nasogástrica (si no te la han quitado ya) y tendrás una prueba. ¿Recuerdas la papilla de bario que tuviste que tragarte para hacerte rayos X antes de operarte? Pues te repetirán esa prueba, pero sin la papilla. Ahora en tu estómago solo caben un par de sorbos, así que te darán un traguito de un líquido diferente que hará la misma función. Con esta prueba comprobarán que todo ha salido bien durante la operación y que el líquido viaja por el camino adecuado, es decir, el nuevo.

Es muy probable que aprovechen para darte un laxante junto a este líquido. Es decir, que puede que ese mismo día o al siguiente necesites ir al baño y hacer de vientre. Si lo consigues, ¡es muy buena señal! Significa que todo el tubo digestivo, desde el inicio hasta el final, funciona correctamente. Después de una cirugía como esta, no hay mejor noticia. Si te ves con fuerzas, pide que te ayuden a levantarte al baño cuando lo necesites, y también que te ayuden a limpiarte, pero si te sientes demasiado débil, no lo intentes: la cuña es perfectamente válida, aunque pueda ser un poco raro lo de hacer tus necesidades tumbado en una cama. Tendrán que ayudarte a limpiarte también. No sientas vergüenza en pedirles a las enfermeras o auxiliares que te echen una mano: están más que acostumbradas y son unas profesionales de los pies a la cabeza, su profesión es ayudarte y cuidarte en todo lo que necesites, y las necesidades más básicas no van a ser menos. Eso sí, que no se te olvide agradecerles su trabajo, porque sin ellas probablemente perderíamos hasta la dignidad.

Es posible que notes ciertos dolores que vienen y van en el estómago, como punzadas que duran unos segundos y después paran, luego vuelven, paran otra vez... Es normal. Se deben a los movimientos naturales del sistema digestivo (los movimientos peristálticos), que irritan la zona aún inflamada y sensible. Yo los aguanté sin analgésicos porque solo eran punzadas que iban y venían y tengo buena tolerancia al dolor, pero si no los aguantas puedes pedir los analgésicos que necesites.

Entre el segundo y el tercer día, si el médico da el visto bueno, podrás empezar a probar los primeros líquidos. No son para que te hidrates, sino para probar la tolerancia, es decir, para ver si te sientan bien, si te duele al beber, si sientes náuseas... Lo normal es que no sientas nada de eso, ¡pero recuerda beber muy poco! Solo un sorbo cada varios minutos, y bien pequeño. Quizá sientas algo de miedo de probar a beber, pero si empiezas despacio todo irá bien. Si lo toleras, te darán tu primer zumo y tu primer caldo. ¡Bien! En cuanto corroboren que toleras bien los líquidos, te quitarán los sueros, así que todo el líquido que entre en tu cuerpo dependerá totalmente de ti. Tenlo en cuenta para no dejar de dar pequeños sorbos de agua a lo largo de todo el día para no deshidratarte. Pero insisto: ¡sorbos muy pequeños y espaciados! Podrías hacerte mucho daño si intentas ir demasiado deprisa.

El resto de tu estancia será muy parecido: rutina, levantarte al sillón, caminar un poquito si te ves con fuerzas, limpiar heridas, vaciar los drenajes, aburrirte mucho y llevar tu botella de agua a todas partes. Lo normal es que puedas irte a casa poco después. La mayoría sale entre tres y seis días después de la cirugía. Yo estuve ocho días, por lo del desmayo, y soy quien más ha estado ingresada de todas las personas que conozco.

Antes de marcharte pasarán a verte los médicos para darte muchos papeles con información e instrucciones básicas para llevarte a casa. Ahí tendrás un pequeño resumen de la cirugía y de los nuevos hábitos que tendrás que llevar, además de algunas pautas alimentarias, pero todo eso ya lo sabrás de antemano de sobra. Te aconsejo que pongas esos papeles en un lugar bien visible, como la nevera, para poder consultarlos cuando lo necesites.

Cuando los médicos den el visto bueno y firmen los papeles del alta, por fin te desconectarán de los tubos que faltan y serás libre de nuevo. Te quitarán todas las vías, volverás a mover los brazos sin dificultad y también te quitarán los drenajes. Estos son un poco más delicados. Pide que por favor te los retiren despacio, porque es una sensación francamente desagradable. Personalmente, lo encontré la peor parte de todo el proceso y de la estancia en el hospital. El dolor no es muy intenso, es cierto, pero se siente una sensación extraña de quemazón en el interior del abdomen, donde normalmente no sentimos casi nada, y lo pasé mal mientras me los retiraban. Eso sí, son solo un par de minutos, así que pasará pronto. Merecerá la pena el pequeño momento de angustia por la sensación de alivio al volver a sentirte libre de tubos y no tener que llevar las peras de los drenajes colgando por todas partes como si fueras un árbol de Navidad.

Ponte ropa cómoda y amplia, siéntate en la silla de ruedas que te ofrecerán (es protocolo del hospital) y pide un taxi o que un familiar te lleve a casa.

A partir de ahora, todo depende de ti. Comienza tu nueva vida.

La vuelta a casa

Por fin en casa. ¡Hogar, dulce hogar! Por fin vas a poder descansar de verdad, sin gente que entre cada pocas horas en tu habitación, sin molestos cables y sueros, sin agujas ni ruidos de los pasillos… Ah, por fin, cuánta paz. Como dicen por ahí, en casa uno se recupera mucho mejor. Aunque para ello tendrás seguir manteniendo ciertas rutinas que empezaron ya en el hospital, claro.

Lo primero que tienes que tener en cuenta tras la llegada a casa es que tendrás que seguir lavando y desinfectando las heridas a diario, dos o tres veces al día. Recuerda lavarlas con jabón neutro y secarlas muy bien después. A estas alturas ya podrás dejarlas al aire, sin poner apósitos ni esparadrapos, pues se curará mucho más rápido. Cúbrelas si va a darte el sol, eso sí. Empezarán a picarte, así que tendrás que aguantarte las ganas de rascarte. Puedes probar a aliviar el picor cuando la laves, frotando despacio y muy suave con el jabón. Ánimo, en unos pocos días te las quitarán y una cosa menos de la que preocuparte.

También tendrás que seguir pinchándote los anticoagulantes que te ponían en el hospital dos veces al día. Esos que te dejan la tripa llena de hematomas, sí. Lo ideal sería pedirle a las enfermeras que te enseñen a pincharte para que puedas hacerlo sin ayuda en casa, pero, si te ves incapaz o te da mucha dentera (como a mí), pídele a alguien que lo haga por ti: un familiar, tu pareja o, si es necesario y no hay más remedio, tu enfermera del centro de salud. Ojos que no ven… Tendrás que seguir pinchándote durante unos quince días, aproximadamente, así que planearlo con antelación te facilitará bastante la vida.

Como decíamos más atrás en el libro, necesitarás vitaminas líquidas. Si no las encuentras líquidas, puedes abrir las cápsulas y tomar el polvo en un poco de zumo, pero en ningún caso pueden ser pastillas sólidas. Esto es esencial. Tu nuevo estómago y/o intestino ahora mismo están llenos de costuras (hola, Frankie), los tejidos son muy delicados y sensibles y tienen que aprender desde cero lo que hasta hace unos días hacían con normalidad. Es como si tu sistema digestivo fuese el de un recién nacido. Hasta que termine de curar por completo por dentro, tendrá que acostumbrarse muy poco a poco a las nuevas texturas, y durante el primer mes todo tendrá que ser líquido, incluyendo la medicación.

Hablando de medicación, es probable que salgas del hospital con unos cuantos suplementos recetados, además de las vitaminas. Las más comunes son el hierro y el calcio, aunque lo irán viendo en los siguientes análisis que te hagan. Si te recetan cualquier fármaco (como paracetamol, por ejemplo), debes pedir en la farmacia siempre la opción líquida si existe, o machacarlo y hacerlo polvo en el peor de los casos.

Otro esencial más de la vuelta a casa son las proteínas. Seguro que te han recomendado unos batidos de proteínas específicos y también unas proteínas en polvo. Los batidos, generalmente, están muy malos. Así, sin paliativos. No tengo ni idea de cómo los hacen, pero saben más a plástico que cualquier otra cosa que haya probado nunca. No te emociones demasiado comprando suministros como para una vida, porque puede que ni siquiera los toques. Prueba unos pocos, para ver si los toleras bien, y ve comprando más según necesites. Eso sí, no vale cualquier batido proteico. Como va a ser casi lo único que entre en tu estómago, necesitas que sean comidas completas, llenas de proteínas y de vitaminas y minerales. La mayoría de los que venden en supermercados no alcanzan las necesidades nutricionales adecuadas, y además llevan más azúcares de los que puedes tolerar ahora mismo. Sobre el azúcar hablaremos largo y tendido más adelante, pues vas a notar grandes cambios a este respecto.

Mi consejo (que no sustituye al de un profesional en ningún caso) es que, además de los batidos que te recomienden, busques una buena proteína de suero de leche (salvo que tengas alguna intolerancia o alergia), también conocidas como whey protein. Para elegir una buena proteína ten en cuenta un par de aspectos: que NO contengan ninguna otra sustancia (como caseína, L-carnitina, etc.) y que cada ración, que suele ser un cacito, contenga aproximadamente 18-22 gr de proteína. Por fortuna, hoy en día puedes encontrarlas en cualquier tienda de alimentación deportiva, en algunos supermercados y en internet. En Amazon hay muchísimas y de muy buena calidad.

Mis preferidas por sabor, calidad, cantidad y precio son las de AMFIT. Con un saco de 1 kg tienes para prácticamente un mes, quizá incluso el doble, teniendo en cuenta que utilizarás raciones más pequeñas que la habitual. Además, tienen muchísimos sabores:

> *chocolate, galletas con nata, plátano, cheesecake de limón, frambuesa, caramelo salado... Y pueden mezclarse tanto con agua como con leche, así que son perfectas para ir probando texturas y densidades al principio.*

Eso sí, este tipo de proteínas no contienen todas las vitaminas y minerales de una comida completa, así que no sustituyen a la dieta normal. Son ideales para hacer una comida al día y asegurar así ese extra de proteínas que necesitamos para recuperarnos tras la cirugía y no perder masa muscular durante la pérdida rápida de peso. El resto de la dieta tendrás que hacerlo a base de batidos de farmacia, zumos diluidos, leche, caldos y otros líquidos claros.

No te preocupes, vamos a hablar de cada fase de alimentación muy en profundidad, tanto que le vamos a dedicar todo un capítulo completo.

Por último, también tienes que tener en cuenta el ejercicio. Durante unas cuantas semanas no podrás hacer esfuerzos, como correr, levantar peso, hacer abdominales o nadar. Sin embargo, el ejercicio va a ser esencial desde el primer día por varios motivos: nos ayuda a recuperarnos antes y mejor, nos mantiene fuertes y evita la pérdida de masa muscular y ósea, ayuda a la pérdida de peso, mejora la salud cardiovascular, evita la aparición de posibles trombos y, por último, mejora la salud mental manteniendo a raya la depresión y la ansiedad durante la recuperación. Como los esfuerzos están muy limitados en estas primeras semanas, lo ideal es simplemente salir a caminar. Con un ratito al día es suficiente, y así también nos da un poco el aire y la vitamina D del sol. Intenta también no pasar demasiado tiempo seguido sentado o en la cama, y trata de levantarte aunque sea a dar una vuelta por la casa de vez en cuando para evitar la aparición de trombos por la inmovilización. También puedes aprovechar los ratitos de descanso en el sofá para mover los pies en círculos, pues activa la circulación de las piernas, y para hacer pesas ligeras con una botella de agua mientras ves la televisión para mantener fuertes los brazos. Siempre que lo hagas despacio, no tendrás ningún problema.

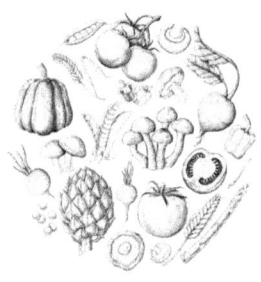

CAPÍTULO 4: DESPUÉS DE LA CIRUGÍA

Ahora que ya sabes cómo es todo el proceso para llegar hasta la cirugía, es hora de aprender cómo es realmente la vida después de ella.

Lo primero que debes saber es que los tres primeros meses tras la operación son los más duros de todo el proceso, porque es un periodo de adaptación muy drástico y que hay que cumplir a rajatabla para evitar problemas graves e incluso emergencias médicas. Durante este largo proceso en tres fases, en el que cada fase durará aproximadamente un mes, irás aprendiendo cómo funciona tu nuevo sistema digestivo, te adaptarás a él y él a tu nueva vida y también averiguarás sus nuevos límites.

¿Estás preparado? Empecemos.

Fase 1: líquidos claros

Lo primero que tenemos que tener en cuenta es que la duración de cada fase depende de cada persona, del tipo de cirugía al que se haya sometido y de su tolerancia. El mínimo que debe durar la primera fase es de diez días, aunque la recomendación oscila entre los veinte y los treinta días. Cuanto más tiempo pases en una fase, menor riesgo corres de que desarrolles intolerancias a algunos alimentos, pues le darás tiempo suficiente a tu cuerpo para sanar por completo.

La primera fase se llama de líquidos claros porque se basa en líquidos que no dejan restos en el intestino y que son de muy fácil digestión. La leche, por ejemplo, no es un líquido claro y es mejor dejarla para la segunda mitad o final de esta fase, puesto que deja restos, aunque si es desnatada puede introducirse probando la tolerancia a los diez días. Los líquidos que están permitidos durante esta fase son, por ejemplo:

- Agua
- Zumos naturales de fruta sin pulpa ni azúcar añadido (recomiendo rebajarlos un poco con agua, sobre todo si son cítricos)
- Té sin azúcar ni edulcorante
- Suplementos de electrolitos que se toman con agua, como sueros de farmacia, que ayudan a mantener una correcta hidratación
- Caldos de sopa claros, sin trozos ni grasa, como el caldo de pollo desgrasado

- Bebidas deportivas como Aquarius o Gatorade, pero SOLO sin azúcar
- Limonada casera sin azúcar
- Leche desnatada y bebidas vegetales desnatadas sin azúcar
- Gelatinas sin azúcar, bien masticadas

Como ves, es una dieta extremadamente estricta y restrictiva. Durante este mes se trata de mantener, sobre todo, una correcta hidratación. Empiezas a probar la leche y la toleras bien, puedes probar con algunos derivados de consistencia totalmente líquida, como Actimel 0% y similares, pero que no lleguen a ser tan densos como el yogur líquido.

La dieta consistirá en beber pequeños sorbos de líquidos a lo largo de todo el día. Probablemente te será difícil llegar a más de un litro y medio diarios, pero es el mínimo al que deberías intentar llegar. Llevar la cuenta con una botella marcada o una aplicación para el móvil te resultará bastante útil para controlar cuánto consigues beber. Recuerda que en ningún momento debes tratar de beber tragos grandes ni muy seguidos. Durante esta primera fase, beber un solo vaso de líquido puede llevarte más de una hora. Intenta llevar un horario de «comidas» aunque no sean comidas como tal, para mantener una rutina. Durante las primeras fases deberás realizar entre seis y doce «comidas» al día del tamaño de medio vaso o menos. Como medidas generales, recuerda: no usar pajitas para no tragar aire, tardar entre veinte y sesenta minutos en terminar cada comida y beber a sorbos muy pequeños. No te preocupes, no sentirás nada de hambre.

Debido a la falta de nutrientes que se sufre durante esta primera fase tan extrema, será de vital importancia que tomes todos los días los suplementos vitamínicos. Aun con ellos es muy normal que sientas un gran cansancio, fatiga, dolor de cabeza, debilidad muscular, mareos y pérdida de cabello. Todos esos síntomas son una consecuencia natural de la falta de nutrientes. Si en algún momento te sientes demasiado débil y la glucosa te ha bajado demasiado, bebe un poco de zumo de fruta y siéntate o recuéstate hasta que se te pase.

Durante esta fase tendrás que tomarte la vida con mucha calma, sin hacer esfuerzos y midiendo muy bien cada sorbo que tomes.

> *¡Ojo! Es de vital importancia que TODO lo que consumas sea sin azúcar. Yo tardé bastante en darme cuenta de esto porque nadie me lo explicó en su momento, pero incluso unos pocos sorbos de Aquarius con azúcar me provocaban síntomas que no entendía: debilidad, mareo, náuseas, taquicardia y diarreas. El culpable era el azúcar. Queda totalmente desterrado a partir de ahora. Si quieres endulzar algún alimento o bebida, tendrá que ser con edulcorante o estevia, mejor si es en formato líquido.*

Al igual que hay una (pequeña) lista de líquidos claros permitidos durante esta fase, también hay una (bastante larga) de alimentos **totalmente prohibidos**. Intentar consumir alguno de estos alimentos puede tener consecuencias muy graves, desde náuseas y vómitos hasta obstrucciones intestinales y desgarros de las suturas, lo que conlleva una emergencia quirúrgica. Los alimentos prohibidos son, por ejemplo:

- Cualquier alimento sólido o semisólido, incluyendo los purés y los yogures
- Cualquier líquido con azúcar
- Cualquier líquido con grasa
- Las bebidas con gas
- El café
- El alcohol
- Los medicamentos sin triturar

Una vez hayas completado esta fase, si has tolerado bien todos los líquidos claros, es hora de pasar a la siguiente. Asegúrate de que realmente tienes buena tolerancia antes de dar el siguiente paso. Si comienzas a sentir náuseas, vómitos o dolor abdominal, da un paso atrás y vuelve a la fase anterior durante unos días.

Fase 2: líquidos densos y purés

Esta fase es mucho más llevadera y supone un gran cambio respecto a la anterior, sobre todo a nivel nutricional.

Como su propio nombre indica, durante esta fase empezamos a introducir líquidos más espesos y purés siempre poco a poco, empezando por aquellos de consistencia más líquida, como la leche y los yogures líquidos, hasta los más densos, como compotas sin azúcar añadido o yogures tradicionales. La idea es ir probando la tolerancia y, si alguna consistencia nos produce rechazo, volver a la anterior durante un día o dos; después podremos volver a intentarlo, adaptándonos al ritmo de nuestro cuerpo.

La principal diferencia que se da durante esta fase respecto a la anterior es que, por un lado, podemos comenzar a introducir alimentos más variados, por lo que la dieta resulta menos triste y aburrida, nos frustramos mucho menos y los primeros purés saben a auténtica gloria. Además, podemos preparar multitud de platos completos simplemente pasándolos por la batidora.

> *Mi primer puré casero fue un estofado de ternera con verduras que pasé por la batidora muy fino y se me saltaron las lágrima de la emoción al probarlo. Nunca me ha sabido nada mejor que aquel puré.*

Recuerda que puedes consumir líquidos espesos y purés de diferentes consistencias, pero también todos los líquidos claros de la fase anterior, que ayudarán a mantener un nivel de hidratación óptimo.

Por otro lado, también empezamos a introducir proteínas de mayor calidad y de diferentes sabores. Si los batidos sustitutivos que te recomendaron al salir del hospital eran demasiado densos para ti durante el primer mes, puedes probarlos ahora. Si prefieres utilizar las proteínas en polvo (es lo que yo escogí), puedes hacer batidos con leche para los sabores dulces, pero también puedes añadir un cacito de proteínas de sabor neutro (es decir, sin sabor) a cualquier sopa, caldo o puré. Así nos aseguramos de tener una cantidad de proteínas suficientes.

Pero ¿por qué son tan importantes las proteínas durante esta fase? En realidad son muy importantes siempre, pero ahora todavía más, puesto que todos los tejidos del cuerpo están formados por proteínas. Para que tu sistema digestivo pueda curar las heridas de la cirugía correctamente necesitas proteínas para regenerarse, y también las necesitas para la piel y para los músculos. Como durante estos meses el ejercicio es más difícil de realizar, sobre todo en duración e intensidad, parte del peso que perdemos es masa muscular. Pero no nos interesa perder este tipo de tejido, sino muy al contrario: nos interesa mantenerlo y, de ser posible, incluso aumentarlo. A mayor masa muscular, mayor salud ósea, menores dolores y mayor tasa metabólica (es decir, más calorías quemamos solo existiendo). Por lo tanto, priorizar la proteína va a ser una de las tareas esenciales a partir de ahora.

> *¡Ojo! Una cosa es asegurarnos de obtener suficiente proteína de la dieta para evitar déficits y ayudarnos con suplementos proteicos, pero nunca debemos pasarnos de la cantidad recomendada, pues podemos terminar causando daño a nuestros riñones. La Organización Mundial de la Salud recomienda consumir entre 0'8 y 1 gr de proteína por kg de peso al día. Eso sí, calcúlalo con base en tu peso ideal, no de tu peso actual. Es decir, que si tu peso ideal son 70 kg, intenta consumir entre 56 y 70 gr de proteína al día, aunque actualmente peses más.*

Es posible que te resulte difícil llegar a la cantidad de proteína diaria recomendada. Años después sigue siendo difícil, así que no te frustres. Por fortuna, el mercado alimentario ha ido cambiando mucho con los años y actualmente puedes encontrar muchas opciones en cualquier supermercado que ayudan con este propósito. Algunos consejos para aumentar de forma sencilla las proteínas son:

- Consumir purés de estofados de carne o pescado
- Añadir clara de huevo
- Añadir un cacito de proteína en polvo a sopas o purés
- Consumir yogures, puddings o natillas sin azúcar altas en proteínas
- Consumir gelatinas sin azúcar
- Consumir lácteos desnatados, como leche, yogures, parmesano, quark o queso batido
- Añadir un puñado de frutos secos a los batidos o a los purés, bien picados y sin cáscara

- Hacer comidas muy pequeñas y frecuentes a lo largo de todo el día

> **MUY IMPORTANTE:** *ahora que empiezas a comer alimentos un poco más consistentes, es importante que recuerdes una regla totalmente esencial. Si hace falta, tatúatela en la frente: no puedes beber líquidos antes, durante ni después de las comidas. Es decir, nunca mezcles las comidas con las bebidas. Deberás esperar entre 30 y 60 minutos entre el líquido y las comidas. No respetar esto puede provocarte síntomas muy desagradables relacionados con el síndrome de Dumping, o de vaciado gástrico, del que te hablaré en detalle más adelante*

Como la dieta sigue siendo bastante exigente, tendrás que seguir tomando las vitaminas y suplementos, todavía líquidas o en polvo, para asegurarte de no tener déficits nutricionales. Por otro lado, ya habrás dejado de necesitar los pinchazos de anticoagulantes y, como te encontrarás mejor físicamente, podrás caminar un poquito más sintiéndote menos débil. Eso sí, seguirás notando una gran pérdida de cabello, sobre todo durante la ducha, así que aprovecha para cuidarlo bien. Puedes utilizar un champú anticaída que ayudará un poco a frenarla, pero no te preocupes: pronto volverá a crecer, y las vitaminas también ayudarán a que crezca más sano y fuerte.

Como las heridas ya estarán totalmente curadas y cicatrizadas, ya podrás (y deberás) empezar a utilizar cremas reafirmantes y aceites para la piel. Ya estás experimentando una pérdida de peso muy brusca, y por tanto la piel no tiene tiempo suficiente para adaptarse a los cambios, por lo que empezarás a notar que se queda floja, como despegada del músculo. Una buena crema o aceite reafirmantes ricos en vitamina A (retinol) será un aliado esencial para minimizar la piel sobrante, aunque este es un efecto secundario inevitable. Cuanto más hidratada esté la piel, eso sí, mejor aspecto tendrá a pesar de la pérdida de peso. Los suplementos de colágeno hidrolizado también son una buena ayuda, pero deberás preguntarle a tu nutricionista a partir de cuándo puedes empezar a tomarlos. Si los encuentras en polvo, quizá puedas empezar ya en esta fase. El ejercicio, por supuesto, será el otro gran aliado para prevenir la piel sobrante, así que sigue caminando y haciendo pesas con botellas de agua aunque pienses que no sirve para mucho: créeme, lo agradecerás más tarde.

Por último, es probable que te realicen nuevos análisis de sangre y controles durante esta etapa y las siguientes, para evaluar los progresos y para asegurarse de que no te falta ninguna vitamina. Te irán ajustando los suplementos que necesites según los resultados de las pruebas, así que empieza una fase que puede marearte un poco al intentar recordar qué suplemento te toca y cuándo. Hazte un pequeño horario con todas las tomas y pégalo en la nevera para poder consultarlo siempre que lo necesites.

Aquí tienes la tabla-resumen de todos los alimentos permitidos y prohibidos durante la fase 2:

PERMITIDOS

Todos los líquidos de la fase de líquidos claros. Es recomendable que la mitad de la ingesta diaria total provenga de líquidos claros	Purés de verduras, carne o pescado, bien pasados y sin grumos
Sopas coladas o en puré bajas en grasa	Yogur desnatado sin azúcar añadido, sin trozos
Todos los zumos sin azúcar diluidos al 50/50 con agua	Batidos de proteína y proteína en polvo
Leche desnatada, bebidas vegetales sin azúcar desnatadas	Ricotta y quesos batidos desnatados
Flanes o pudines sin azúcar	Puré de patata
Gelatinas sin azúcar	Compotas de fruta*
Smoothies de fruta (mejor con proteína en polvo) colados y sin grumos ni semillas	Potitos de bebé sin azúcar

PROHIBIDOS

Cualquier sólido	Bebidas con gas
Semisólidos (como huevo revuelto)	Bebidas o alimentos con azúcar añadido*
Yogures con trozos de fruta	Postres y dulces con azúcar*
Purés o sopas con grumos	Alcohol y bebidas energéticas

*Insisto mucho en que todo sea sin azúcar por una buena razón. Ya he hablado de ello en varias ocasiones en capítulos anteriores, pero debo seguir insistiendo. Más adelante te explicaré en profundidad qué es el síndrome de Dumping y cómo funciona, pero por ahora basta con decir que debes evitar el azúcar a toda costa.

Durante esta fase, si empiezas a notar síntomas como debilidad, náuseas, mareos, taquicardia o diarrea tras comer alimentos que naturalmente contienen azúcar, como la fruta en forma de compota o potito, te cuento un truco maravilloso que me contó mi nutricionista: basta con añadir un poco de proteína al plato, ya sea batiendo un poco de pavo frío en el puré o añadiendo un poco de proteína en polvo. Así, la digestión y metabolismo de los azúcares será más lento y producirá menos síntomas.

Aun así, vigila siempre cuánta cantidad toleras antes de empezar a sentirte mal y dosifica las dosis a lo largo de todo el día en lugar de en una sola comida. A mí me funcionaba bien comer una o dos cucharadas de compota de «postre» tras unas pocas de puré de verduras en lugar de comer la compota como plato principal.

Fase 3: semisólidos

Esta fase es el paso inmediatamente anterior a la nueva normalidad. No te la saltes ni la aceleres porque es la que más problemas suele dar por querer darse prisa o por entender mal alguna de las pautas.

Si hasta ahora las fases 1 y 2 han durado aproximadamente un mes cada una, esta fase puede durar lo mismo o alargarse varios meses, en función de qué tal toleres los alimentos más sólidos.

Como imaginarás, en esta tercera etapa comenzamos a introducir los primeros sólidos, comenzando con los más blandos o semisólidos. Los mejores alimentos para empezar a probar son el huevo revuelto (puede echarle un chorrito de leche para hacerlos más cremosos y suaves) o el pescado blanco hervido sin espinas. La clave es comenzar con alimentos que puedas aplastar con el tenedor sin problemas, sin necesidad de trocearlos con cuchillo, por ejemplo.

Es posible que algunos de estos alimentos no te resulten fáciles de tolerar. Puedes sentir náuseas, vómitos, dolor o sensación de que se quedan atascados en el esófago o en el intestino. Para evitarlo, asegúrate siempre de que los bocados son muy pequeños, de comer muy despacio, masticar hasta convertirlos en puré dentro de la boca y también es muy importante que no sean alimentos especialmente secos. Trata de evitar también los que sean especialmente duros o fibrosos, que tengan cáscaras o hebras, como los garbanzos con piel, las espinacas cocidas y los espárragos, las carnes poco jugosas, las semillas...

Ojo, también hay otros alimentos que pueden hacerte mucho daño. La mayoría de pacientes que se someten a una cirugía bariátrica se quejan de que no vuelven a tolerar bien ni las carnes rojas ni las frutas con pieles, como la naranja o la mandarina. En mi caso, el alimento que peor toleré durante esta fase siempre fue el pan, sobre todo los panes de textura blanda. Los panes de perrito, de hamburguesa, mediasnoches, brioches o pan de molde se convertían en una bola de masa pegajosa que me provocaba obstrucciones intestinales insoportablemente dolorosas. A partir de entonces, el único pan que tomo habitualmente es el tostado.

Ten cuidado también con las verduras. Córtala y cocínala todo lo que puedas para que no se «enrede» y cause este mismo problema. Las verduras que más problemas me han causado y me siguen causando de vez en cuando son las espinacas, las lechugas y los canónigos. En cuanto a las carnes, comencé a comer carne roja siempre picada, y pollo y pavo fríos, en su versión de embutido bajo en grasa, masticando muy despacio. No me dieron ningún problema. Más tarde, probando el pollo asado, tuve otro susto muy doloroso debido a que estaba demasiado seco, pero la ternera nunca me ha sentado mal, al contrario que a la mayoría. El pescado nunca me ha dado problemas. En cuanto a las legumbres, solo he tenido un par de malos ratos con la piel de los garbanzos, así que procuro masticarlos mucho, hacerlos puré o hummus o quitarles la piel si es posible.

Ve probando y experimentando con diferentes texturas poco a poco, probando tu tolerancia, pues cada persona es un mundo. Una persona puede vomitar al comer carne roja y a otra sentarle estupendamente, otros pueden rechazar las verduras y otros la fruta. Lo importante es que nunca intentes acelerar el proceso, que pruebes los alimentos de uno en uno y que empieces de lo más blando a lo más sólido. Un filete ruso de carne picada será más fácil de digerir que un filete, por ejemplo. Si masticas lo suficiente y te aseguras de que todo esté lo bastante jugoso, tendrás muchos menos problemas, así que añádele suficiente jugo o puré de verdura a tus platos para que no estén secos.

En esta fase, lo más esencial va a ser volver a aprender a masticar. Puede que después de tanto tiempo a líquidos y purés se te haya olvidado cómo se hace, o puede que ni siquiera hayas aprendido nunca. No se trata de masticar como para que entre por la garganta, sino que todo lo que tragues debe tener la consistencia de un puré. Si no es así, corres el riesgo de tener náuseas, vómitos, dolores, desgarros u obstrucciones intestinales.

Durante todos los años que llevo operada, he seguido sufriendo obstrucciones. En la mayoría de las ocasiones tengo que vomitar y tomar paracetamol para ayudar con el dolor, apretarme y retorcerme de formas extrañas y en más de una ocasión he terminado en urgencias. No te exagero ni un ápice afirmando que es el peor dolor que he sentido en toda mi vida. Es totalmente insoportable. He llegado a tiritar y casi perder el conocimiento por la intensidad del dolor.

> *Si sientes cualquier dolor o malestar que no cesa en poco tiempo, acude a urgencias de inmediato con los papeles de tu cirugía para que puedan evaluarte. En algunas ocasiones requiere cirugía de emergencia.*
>
> *Así que ya sabes, si quieres evitar tener que pasar otra vez por el hospital: MASTICA como si te fuera la vida en ello. Lo hace, literalmente.*

Por supuesto, sigue en pie la restricción de no poder mezclar sólidos y líquidos. Recuerda: debes beber al menos media hora antes o después de las comidas, pero nunca durante ni inmediatamente después. Por ejemplo, es muy mala idea mezclar la sopa con los tropezones de esta, y tampoco podrás comer cereales con leche. A partir de ahora, tendrás que elegir si comes la sopa o el acompañamiento del cocido, y los cereales tendrán que ser con yogur. Se trata de que el líquido no arrastre el sólido intestino abajo demasiado rápido, como un río. ¡Es fácil acostumbrarse, lo prometo! Y sí, esto será así ya para siempre.

A partir de este momento, si toleras bien los sólidos, podrás pasar a tomar las vitaminas y suplementos en formato masticable o en pastilla troceada, lo que lo hará más fácil y agradable de cumplir.

Eso sí, ahora que podrás empezar a comer más parecido a una persona normal, hay una serie de cuestiones que debes tener en cuenta para asegurarte de que no tendrás problemas:

- Si comes fuera de casa, elige un único plato, preferiblemente el de elaboración más sencilla y con menos cantidades de azúcares y grasas.
- No bebas alcohol bajo ningún concepto, ni siquiera en celebraciones u ocasiones especiales.
- No intentes terminarte el plato. Puedes pedir que te guarden en un tupper lo que te sobra para llevártelo a casa y así tendrás la cena ya preparada.
- Prioriza siempre la proteína, empezando por comer la carne, el pescado o el huevo del plato antes que el resto.
- No bebas líquidos durante la comida. Puede resultar raro no pedir bebida en un restaurante, pero es mejor no tentar a la suerte.
- Evita las pieles, semillas y texturas demasiado fibrosas.
- Come muy despacio. Deberías tardar en comer medio plato lo mismo que otra persona tarda en comer un menú completo, incluyendo el postre.
- No tomes azúcar.
- Deja de comer en cuanto te sientas saciado. Forzarte un solo bocado más puede provocarte náuseas y vómitos.
- Mas-ti-ca.
- Intenta no distraerte mientras comes, por ejemplo viendo la televisión o el móvil, para ser consciente de tomar bocados pequeños y bien masticados.
- Utiliza platos y cubiertos de postre para que sean más pequeños.

Al final de esta fase, que puede y debe alargarse todo lo que necesites, ya habrás superado lo más difícil y tendrás una dieta prácticamente igual a la que llevarás durante el resto de tu vida. Estas pautas deberás aplicarlas siempre, sí, no solo durante las fases de adaptación.

Como consejos generales a partir de ahora, recuerda: no mezclar líquidos y sólidos, esperar después de las comidas para beber, masticar hasta convertir la comida en puré, si algún alimento te hace daño deberás volver a una dieta líquida durante uno o dos días, bebe suficiente líquido durante el resto del día, prioriza las proteínas, evita a toda costa el alcohol y el azúcar y, por último, tómate tus vitaminas.

Ya tienes todas las herramientas que necesitas para disfrutar de tu nueva vida, con tus nuevos hábitos y tus nuevas modificaciones. Recuerda que son para siempre, así que haz todo lo que puedas para llevarte bien con tus limitaciones. No es tan duro como parece una vez te acostumbras a ellas. ¡Solo necesitas paciencia y un poco de ensayo y error!

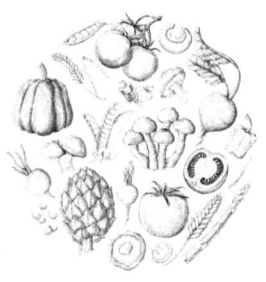

CAPÍTULO 5: EFECTOS COLATERALES DE LA CIRUGÍA

Como imaginarás, todas las cirugías conllevan ciertos riesgos y efectos colaterales, tanto durante la propia operación como después.

En este caso, como son cirugías que afectan y alteran el funcionamiento normal del sistema digestivo y/o metabólico, estos efectos colaterales pueden llegar a ser muy notorios, e incluso graves en algunos casos. Veamos algunos de ellos en profundidad.

Náuseas y vómitos

Las náuseas y los vómitos son muy comunes después de una cirugía bariátrica. La mayoría de las veces se deben a una incorrecta alimentación, al consumo de alimentos prohibidos, a ir demasiado deprisa durante las tres fases de reintroducción de alimentos, a comer deprisa o hacerlo en demasiada cantidad.

Otras veces puede deberse a intolerancias a algunos alimentos, como las carnes rojas, los azúcares, las grasas o las verduras crudas o fibrosas. En cualquier caso, es un indicativo de que nuestro sistema digestivo no está preparado para tolerar ciertos alimentos y hábitos.

Para evitar las náuseas y los vómitos, lo mejor es comer muy despacio, masticar muy bien e ir introduciendo los alimentos nuevos en la dieta de uno en uno, probando su tolerancia, exactamente igual que hacemos con los bebés. Los alimentos más duros, secos o densos tienen más probabilidad de provocar rechazo.

Si tienes náuseas o vómitos por comer demasiado, recuerda que ahora tu estómago no acepta un plato completo de tamaño normal. El total de tu plato no debería sobrepasar los 150 o 200 gr de alimentos en total una vez hayas pasado todo el proceso de recuperación, y mucho menos aún durante las tres primeras fases.

Recuerda no beber durante las comidas ni después para evitar el riesgo de náuseas y vómitos.

Si los vómitos van acompañados de dolor, sangrado o fiebre, acude inmediatamente a urgencias.

Qué es el síndrome de Dumping: azúcar y vaciado rápido
El síndrome de Dumping, del que ya te he advertido en varias ocasiones a lo largo de este libro, es un conjunto de síntomas que se dan durante o inmediatamente después de las comidas en muchos pacientes que se someten a una cirugía bariátrica.

Existen dos tipos oficialmente, aunque en mi experiencia puedo afirmar que pueden darse juntos o incluso una mezcla de ellos.

El primer tipo es el **síndrome de Dumping precoz**. Ocurre cuando comemos demasiado deprisa, demasiada cantidad o bebemos líquidos durante o tras la ingesta. El nuevo estómago se vacía demasiado rápido, de forma que los intestinos se llenan de golpe y perciben la comida como demasiado densa, como si nos hubiéramos metido un atracón descomunal, ya que un estómago normal debería vaciarse poco a poco. Como reacción natural, el cuerpo envía señales para que los líquidos del organismo viajen al intestino para hacer una digestión que cree que es mucho más copiosa de lo que es realmente. Se libera un torrente de hormonas digestivas muy superior a lo que de verdad necesitamos, los intestinos se llenan de sangre demasiado rápido para realizar su función correctamente y entonces aparecen los síntomas: taquicardia, diarrea, bajadas de tensión, mareos e incluso desmayos. Suele aparecer entre 30 y 60 minutos después de comer, aunque en mi experiencia puede aparecer incluso antes de terminar la comida, mientras aún estamos sentados a la mesa.

El segundo tipo es el **síndrome de Dumping tardío**. Este tiene que ver directamente con el azúcar, de ahí que haya insistido tanto a lo largo de todo el libro sobre la importancia de evitar el azúcar a toda costa. Ocurre algo similar que en el Dumping precoz, pero a un nivel mucho más concreto: cuando comemos azúcar, como el intestino piensa que va a haber mucha más de la que hay realmente y además lo absorbemos mucho más rápido, libera una cantidad de insulina muy superior a la que necesitamos para la cantidad que hemos ingerido en realidad. Como consecuencia, se produce una hipoglucemia reactiva; es decir, que de forma paradójica, cuando comemos azúcar nos da una bajada de azúcar en vez de un subidón. Esta bajada de azúcar (hipoglucemia) puede llegar a ser muy grave e incluye síntomas como mareos, taquicardia, náuseas y vómitos, dolor abdominal, inestabilidad, sensación de hambre, ansiedad y desmayos. En el peor de los casos, si hemos cometido una verdadera locura azucarada, podríamos llegar a entrar en coma.

La buena noticia es que es bastante sencillo de evitar si seguimos las pautas que ya hemos ido repitiendo durante todo el libro: comer muy despacio, no beber durante las comidas ni después, evitar el azúcar, priorizar la proteína, no comer únicamente hidratos de carbono, sino mezclarlos con otros grupos alimentarios, escoger opciones integrales en lugar de refinadas, realizar comidas muy pequeñas y frecuentes, etc.

Si aun así sufrieras algún episodio hipoglucémico por síndrome de Dumping, a continuación te dejo una pequeña guía de qué debes hacer:

- Recuéstate con las piernas elevadas
- Pon la cabeza de lado por si necesitas vomitar
- No bebas ningún líquido
- No comas nada
- Respira despacio e intenta relajarte para controlar los latidos del corazón mientras se te pasa
- Si necesitas ir al baño con urgencia, hazlo y después vuelve a recostarte
- Si tras veinte minutos los síntomas no han empezado a mejorar, pon una cucharadita pequeña de

miel o azúcar bajo la lengua durante tres o cuatro minutos antes de tragarla

> *Cuando llego al extremo de necesitar algo de azúcar, que es muy rara vez, yo suelo añadir un bocadito de pan, para que los hidratos de carbono complejos ayuden a mantener el azúcar estable más a largo plazo que la miel y no vuelva a hacerme otra hipoglucemia reactiva.*

Los síntomas normalmente desaparecen por sí mismos tras un rato, que puede variar entre cinco minutos y una hora, aunque después aún puede durar una sensación de debilidad, cansancio o somnolencia. Los niveles de glucosa e insulina en sangre se estabilizarán por sí solos si le das el tiempo suficiente a tu cuerpo para segregar las sustancias necesarias. Si sigues las pautas y realizas un mínimo de 5 o 6 comidas pequeñas a lo largo del día, será menos probable que tengas sustos como estos.

Trata de evitar ver la televisión o el móvil mientras comes para no comer demasiado deprisa sin darte cuenta. Cuando vayas a comer pasta o arroz, que son alimentos altos en hidratos de carbono, elige siempre las opciones integrales y añádele proteína y verdura. Uno de mis platos preferidos es pasta integral salteada con ajo, gambas y brócoli o con pollo y espinacas frescas troceadas. Gracias a la proteína y a la verdura, se reduce mucho el riesgo de sufrir un episodio hipoglucémico.

Aun así, en la mayoría de los casos el síndrome de Dumping suele desaparecer paulatinamente después del primer año o dos años tras la cirugía. Sin embargo, existen casos, como el mío, en los que el síndrome de Dumping se hace crónico y se queda con nosotros para siempre. Más de siete años después de mi cirugía, sigo conviviendo con las hipoglucemias, aunque he aprendido a evitarlas y a reaccionar ante ellas cuando me pillan por sorpresa por algún descuido.

En los casos más extremos y muy rara vez, en los que las hipoglucemias son muy severas y no logran controlarse con buenas pautas de alimentación y hábitos, puede llegar a revertirse la cirugía, aunque solo en el caso del bypass gástrico. La manga gástrica no se puede deshacer.

Obstrucciones intestinales y adherencias

Las obstrucciones intestinales son una de las complicaciones más graves que pueden ocurrir tras una cirugía para bajar de peso. Ocurre cuando el bolo alimenticio (es decir, la comida que hemos masticado y tragado) obstruye el intestino o «se atasca» en alguna zona de este, produciendo inflamación, dolor, náuseas, vómitos y hasta necrosis del intestino. Es una urgencia médica y en algunos casos requiere cirugía inmediata. Puede ser completa o parcial.

Ocurre, generalmente, cuando no masticamos lo suficiente los alimentos antes de tragarlos. Tenemos que tener en cuenta que en las cirugías como el bypass gástrico, en las que el píloro del estómago desaparece, las digestiones ya no ocurrirán dentro del estómago, sino directamente en el intestino. Además, al reducir su tamaño (en todos los tipos de cirugía) el estómago también segrega menos ácidos, por lo que disuelve menos los alimentos. Por eso es de vital importancia que mastiquemos lo suficiente y evitemos los alimentos más fibrosos, con hebras o demasiado secos.

Además, en un gran porcentaje de casos, tras la cirugía se forman adherencias en las paredes del intestino donde se ha operado. Es decir, que las heridas intestinales de la cirugía, cuando se curan, forman unas cicatrices más engrosadas que estrechan el intestino (estenosis) o se pegan a otras zonas. Si sumamos que el canal de paso es más estrecho de lo normal a no masticar lo suficiente y a que el estómago no disuelva los alimentos… Imagina que intentas vaciar restos de comida entera dentro de la tubería del fregadero. La comida se quedará pegada a las paredes, empezará a acumularse mientras sigues echando y al final se atascará y por ahí no podrá pasar nada. Ocurre exactamente lo mismo con nuestro intestino.

Como ya dije en un capítulo anterior, por desgracia he tenido que aprender esto por las malas, como muchas otras cosas que nunca nos explicaron en el hospital. Por fortuna puedo afirmar que, dentro de lo que cabe, incluso he tenido suerte, ya que nunca he necesitado que volvieran a operarme de urgencia para solucionar ninguna obstrucción, pero sí que he tenido que acudir al hospital para que me hicieran radiografías y me pusieran calmantes. El dolor que se siente es absolutamente insoportable, hasta el punto de no poder moverte, levantarte o tumbarte, e incluso resulta difícil respirar. En una ocasión llegué a desmayarme de dolor. Así que recuerda: mastica.

Si sientes un dolor agudo a la altura del estómago o un poco más abajo y hacia la izquierda, acude a urgencias sin pensártelo, sobre todo si coincide con la zona donde tengas alguna cicatriz de la cirugía. Si va acompañado de vómitos, náuseas o sangrado, más todavía. No te olvides de llevar los papeles de tu cirugía para que en urgencias sepan que eres paciente bariátrico.

Si tras el mal trago te detectan una estenosis en el intestino, es decir, una estrechez debido a las adherencias, es posible solucionarlo de forma relativamente sencilla. Existen métodos eficaces, como introducir un pequeño globo deshinchado e hincharlo a la altura de la estrechez para dar de sí el tejido, o insertar quirúrgicamente una anilla que lo mantenga lo suficientemente abierto. Si este fuera tu caso, habla con tu cirujano para discutir cuál es la mejor opción para ti, aunque la primera siempre será la reeducación alimentaria, empezando por masticar muy bien y dar bocados muy pequeños.

Finalmente, tras un episodio tan espantoso y doloroso como este, es muy probable que siga doliéndote durante varios días (en menor intensidad, eso sí) cuando algún alimento o líquido pase por el intestino. Deberás volver a una dieta líquida o de purés durante 24 o 48 horas para darle un descanso a tu intestino y dejar que termine de desinflamarse. Créeme, lo agradecerás.

Grasas, diarrea y malabsorción

Otra de las secuelas más frecuentes que se dan tras una cirugía bariátrica son las diarreas. Ocurren prácticamente en todos los pacientes que se someten a este tipo de intervenciones, sobre todo durante los primeros dos años.

Para entender esto, tenemos que entender primero que en estas cirugías, sobre todo las malabsortivas y mixtas, se produce una malabsorción intencional controlada. Al modificar el tránsito intestinal normal y saltarnos una parte bastante grande del intestino, también nos estamos saltando la zona encargada de absorber, procesar y metabolizar gran parte de los nutrientes. Esto se nota especialmente en las grasas. Al eliminar esta zona del intestino que procesa las grasas, la mayoría de estas sigue su curso por el intestino y termina produciendo muchos gases, diarreas, heces pastosas, amarillas, con textura musse o pegajosas y con especial mal olor. Esto es lo que ocurre con cualquier malabsorción.

La buena noticia es que poco a poco, como el ser humano es muy adaptativo, el organismo empieza a adaptarse y acostumbrarse, reduciendo esa malabsorción y también los síntomas negativos. Aun así, es aconsejable seguir para siempre una dieta baja en grasas, porque seremos más vulnerables a las diarreas que las personas que no están operadas.

Para lidiar con ello durante los primeros dos años, trata de evitar los alimentos grasos. Deberás elegir las carnes magras, decirle adiós a los alimentos procesados, a las salsas, la comida rápida, los fritos… Pero eso a estas alturas ya lo tenemos más que interiorizado, ¿verdad?

A pesar de todo, las grasas son necesarias. Por tanto, tendrás que escoger alimentos que contengan grasas saludables, que no solo protegen el sistema cardiovascular, sino que además sientan mejor. El salmón, el atún, la

cucharadita de aceite de oliva de la ensalada o el puñadito de nueces son más que suficientes y, si respetas las
cantidades, no te sentarán mal. Eso sí, si un día decides
arriesgarte y probar con un kebab... bueno, digamos
que le cogerás aversión por las malas.

Cabe mencionar que hay pacientes para quienes las
diarreas son solo molestas y relativamente frecuentes,
pero no suponen mayores problemas. Sin embargo, para
otras personas pueden resultar completamente incapa-
citantes, impidiéndoles incluso salir de casa. Vigila bien
tu dieta si ese es tu caso y consulta con tu cirujano y nutricionista si no mejora cambiando algunos hábitos. En
cualquier caso, asegúrate de beber suficientes líquidos
para no deshidratarte.

Pérdida de pelo

Otra consecuencia de la cirugía bariátrica de la que no
suelen hablar demasiado en el hospital antes de someterte a ella es la pérdida de pelo. Cuando me lo mencio-
naron, casi como de pasada, pensé que simplemente se
me rompería un poco más de lo habitual, como durante ciertas estaciones del año. Nada me había preparado
para la realidad.

Lo empecé a notar entre el segundo y tercer mes, al
cepillarme el pelo con el peine de siempre. Había bastante más pelo que se quedaba entre las cerdas y tenía
que limpiarlo más a menudo. Pero el verdadero choque
con la realidad llegó un día en la ducha. Estaba lavándo-
me con normalidad, con los mismos productos de siempre, y de pronto me vi con un mechón de pelo mojado
completo en la mano. ¿Qué había pasado? Lo tiré con

un repelús espantoso y volví a pasar la mano por la cabeza: otro mechón mojado que se me quedó en la mano. Recuerdo que me entró una ansiedad horrible porque pensé que había algo que iba muy mal, que me tenía que estar muriendo para perder así el cabello. Fue la misma sensación que si me hubiera sometido a varias dosis de quimioterapia.

Después empecé a fijarme en los estragos con más detenimiento: había pelo por toda la casa, en la almohada, las sábanas, el suelo, la ropa, el coche, la comida… Aprendí a vivir con coleta para no ir soltando pelo como un samoyedo en pleno verano cordobés, porque además tenía el pelo teñido de un color inconfundible y no podía echarle la culpa a nadie más. Por fortuna, mi genética me ha regalado una cantidad de pelo tan ingente y de textura tan gruesa que podía perder mechones enteros sin que se notase lo más mínimo. Probablemente las personas con el cabello más fino y menos abundante lo notarán mucho más.

A pesar de tomar todas las vitaminas, minerales y suplementos que nos recetan, es imposible conseguir una nutrición completa y sin déficits durante el periodo de transición, así que los tejidos se resienten y el cabello y las uñas se vuelven mucho más débiles. La buena noticia es que, después de ese periodo crítico, cuando la alimentación se normaliza, el pelo vuelve a crecer con normalidad.

Mi consejo es que desde el principio busques productos de calidad que fortifiquen el cabello, como champús fortificantes y anticaída, que evites los tintes y decolorantes, aproveches para cortarte las puntas y mimarlo.

Aclararlo con agua fría también ayuda porque promueve la circulación sanguínea del cuero cabelludo. Otra forma de minimizar la pérdida del pelo es no lavarlo a diario. A no ser que tengas el cabello especialmente graso, no es necesario lavarlo todos los días y lograrás estresarlo menos con el agua, los químicos y los secadores. Intenta secarlo al aire libre siempre que puedas y evita restregarlo con toallas o cepillarlo mientras está mojado.

Piel sobrante

Una de las consecuencias que más preocupa a las personas que se someten a una cirugía de pérdida de peso es qué ocurre con la piel sobrante. Es cierto que de esto sí te hablan en el hospital durante las consultas y las charlas de nutrición, pero sigo pensando que se quedan muy cortos.

Pensemos en la piel como si fuera un globo. Al principio, cuando estamos en nuestro peso y somos jóvenes, la piel es tan elástica y resistente como el globo deshinchado. Sin embargo, a medida que envejecemos (y envejecemos muy pronto a nivel celular, en torno a los 30 años) la piel va perdiendo su colágeno, volviéndose menos elástica. Si a esto le sumamos haber engordado hasta llegar a una obesidad mórbida como es nuestro caso, obtenemos una piel muy fina y frágil, como la de un globo que hemos inflado hasta su máxima capacidad.

Ahora bien, ¿qué ocurre cuando desinflamos ese globo? Exacto: vuelve casi a su tamaño original, pero ahora el tejido es mucho más fino, rugoso y no tiene la misma forma, ¿verdad? Ya no está firme: le sobra piel. Eso es exactamente lo que ocurre con la nuestra. Después de haber estirado nuestra piel hasta extremos insalubres, no podemos pretender que, una vez adelgacemos, todo vuelva a su sitio. Es sencillamente imposible.

Tras la pérdida de peso tan rápida y exagerada por la que pasamos, la piel queda con un aspecto de saco vacío, de textura suave y que cuelga por todas partes. Allí donde tus proporciones hubieran sido mayores será donde más notarás los estragos. Las zonas que más suelen resentirse en la mayoría de personas son el abdomen y los brazos, pero depende de tu tipo de cuerpo. Yo, por ejemplo, siempre he tenido la cintura muy estrecha (incluso durante la obesidad) y las piernas y el trasero desproporcionadamente anchos; por tanto, es precisamente en el tren inferior donde más noto la piel sobrante, los descolgamientos y esa sensación de que nada está en su sitio. También los brazos, aunque algo menos.

En aquellas zonas donde menos volumen tuvieras seguirás notándolo, pero quizá no a primera vista: verás que puedes pellizcar la piel y que se arruga como si fuera un tejido finísimo con un pequeño roce. Bienvenido a la piel sobrante.

¿Puede hacerse algo para evitar que ocurra esto? No. Pero sí pueden tomarse algunas medidas para minimizar su impacto. Algunas de las medidas recomendadas son:

- Mantener una buena hidratación constante, 2L de agua diarios
- Aplicar cremas específicas con retinol dos veces al día, mañana y noche, de forma constante

- Hacer ejercicio de forma habitual, incluyendo ejercicios de fuerza, como pesas o escaleras
- Ducharse con agua fría
- Darse masajes linfáticos y que mejoren la circulación sanguínea
- Usar medias de compresión (indicadas por un médico)
- Comer suficientes proteínas
- Tomar un suplemento de colágeno hidrolizado en polvo

Cuanta más masa muscular consigamos mantener, menor será el descolgamiento de la piel, por lo que el ejercicio es el mejor aliado para mejorar su aspecto. Con el tiempo, el cuerpo comenzará a reparar los tejidos y la piel volverá a amoldarse poco a poco, pegándose algo más al músculo y los ligamentos. Aun así, incluso siguiendo a rajatabla todos los consejos y ejercicios, seguirá sobrando mucha piel. Por desgracia, la única forma de deshacerse de esa molestia estética es mediante una nueva cirugía para cortar la piel sobrante. Es una cirugía muy cruenta y dolorosa, con una recuperación bastante mala y con mucho dolor que no aconsejo a nadie, pero cada uno es libre de someterse a lo que considere que necesita.

Eso sí, ten en cuenta que solo estará cubierta por la seguridad social aquella cirugía reconstructiva cuya finalidad sea mejorar la calidad de vida de los pacientes, es decir, para aquellas personas a quienes, por ejemplo, la piel sobrante del abdomen les cuelgue tanto sobre las rodillas que les dificulten los movimientos o les cause rozaduras. Esta cirugía suele realizarse a los dos o tres años de la bariátrica, para asegurarse de que se han cumplido los objetivos y de que el peso se ha estabilizado. Los casos en los que se trate únicamente de una cuestión estética no están incluidos en la sanidad pública.

Mi mejor consejo es que cuides tu piel tanto como puedas desde el primer día y que, si tienes dificultades aceptando tu nuevo aspecto, lo trabajes con un psicólogo. Puede que no tengamos un cuerpo perfecto y que no se parezca mucho a lo que esperábamos antes de operarnos, pero ahora está mucho más sano y nos va a acompañar en todas las aventuras que vamos a vivir a partir de ahora con nuestra nueva energía. Aprender a cuidar y a querer nuestro cuerpo tal y como es debería ser una prioridad a partir de ahora.

Restricciones alimentarias

Sí, como habrás podido intuir ya, tras someternos a una cirugía bariátrica hay alimentos que no podremos volver a comer o, mejor dicho, que no deberíamos volver a comer. También habrá otros que toleraremos peor o directamente no los toleraremos, y otros que pueden incluso pasar a resultar peligrosos.

Sobre la grasa y el azúcar ya hemos hablado largo y tendido a lo largo de todo el libro. Recuerda:

- la grasa nos producirá flatulencias y diarreas muy incómodas, y en algunos casos también náuseas
- el azúcar puede producirnos el temido síndrome de Dumping e hipoglucemias paradójicas,

incluyendo taquicardias, vómitos, mareos, debilidad, visión borrosa y hasta coma en los casos más extremos

- los alimentos fibrosos o con hebras, muy duros, pastosos o secos, como las carnes rojas, el pollo seco, el pan de molde, las semillas, las cáscaras de los garbanzos, los espárragos o las espinacas cocidas pueden quedarse atascadas en el intestino y producir una peligrosísima y dolorosa obstrucción intestinal, que será motivo de urgencia médica

- la cafeína, la teína y otras sustancias estimulantes probablemente ahora te afectarán mucho más que antes. Si antes te tomabas dos cafés sin inmutarte, puede que ahora solo con uno notes taquicardias o no puedas pegar ojo. Piensa en pasarte al descafeinado o al té, cuyo contenido en cafeína es menor que el del café

- el alcohol está totalmente prohibido durante los primeros meses o incluso un año tras la cirugía. Si pudieras evitarlo para siempre, mucho mejor, pero si lo pruebas en alguna ocasión especial, debes saber que ahora, al igual que ocurre con las grasas y el resto de nutrientes, metabolizas el alcohol de forma completamente distinta. No importa si antes aguantabas en pie con dos botellas de vino al día. Ahora, entre la pérdida de peso y los cambios en la absorción, llegarás a la intoxicación etílica con una o dos copas de vino. ¡Ten mucho cuidado! Beber alcohol tras una cirugía bariátrica puede ser muy peligroso y podemos entrar en un coma etílico sin darnos cuenta. Mi consejo es que directamente evites el alcohol y, si no puedes evitarlo, que nunca consumas más de una copa de vino o cerveza, que lo bebas muy despacio y nunca en ayunas. Evita por completo las bebidas más fuertes, como el vodka, el ron, los licores de hierbas o cualquier chupito. Sí, las resacas también llegarán mucho antes. Ten mucho cuidado, porque además se ha observado que hay un aumento considerable de riesgo alcoholismo tras someterse a una cirugía bariátrica

- los líquidos y sólidos, como ya hemos comentado con anterioridad, deberán consumirse por separado, y nunca en la misma comida, para evitar el síndrome de Dumping
- las bebidas con gas causarán bastantes más molestias que antes, flatulencias más dolorosas y además nos llenarán de aire sin aportar nada de provecho nutricional
- los zumos deberán ser siempre sin azúcar y, a ser posible, diluidos con agua. Los zumos más ácidos, como el de naranja, pueden causar dolor de estómago

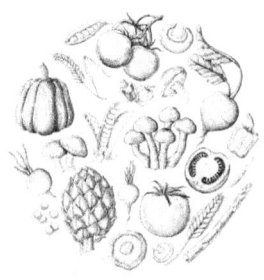

CAPÍTULO 6: PREGUNTAS FRECUENTES

¿Cuánto peso perderé y cómo de rápido?

La mayoría de personas que se someten a una cirugía bariátrica experimentan una significativa reducción de peso, que ocurre de manera gradual a lo largo de uno a dos años. El descenso de peso es especialmente pronunciado durante los primeros meses, disminuyendo progresivamente con el tiempo. En el segundo semestre se produce de manera más gradual y en el tercer semestre aún más lentamente hasta establecerse en un peso estable. En general, es común alcanzar una pérdida de peso que supera el 75% del exceso de peso (no del peso total) o incluso llegar al peso óptimo. Es decir, que el peso total perdido dependerá del peso inicial en el momento de la cirugía, además de lo bien establecidos que estén los nuevos hábitos.

¿Puedo volver a engordar?

Rotundamente sí.

La cirugía bariátrica no es un milagro. Es una ayuda, un último recurso extremo cuando todos los demás han fracasado. Sin embargo, eso no significa que todo dependa de someterse a la operación sin más. Los resultados a medio, largo y muy largo plazo dependerán casi en su totalidad de los hábitos que hayamos adquirido. Los primeros meses perderemos mucho peso, pero si después de esa pérdida rápida no hemos aprendido a mantener una alimentación sana baja en hidratos y grasas, si no respetamos el número de comidas y las cantidades, si no hacemos ejercicio con regularidad… sí, inevitablemente recuperaremos el peso perdido.

Es especialmente frecuente en aquellos que se operan de sleeve o manga gástrica: poco a poco empiezan a aumentar las cantidades en cada comida, ensanchando cada vez más el nuevo estómago, y terminan volviendo a los mismos hábitos que antes de operarse. Esto también es posible con el bypass, así que vuelvo a repetirlo: la cirugía bariátrica no es un milagro, es un cambio de estilo de vida drástico y para siempre.

¿Puedo llegar a adelgazar demasiado?

Esta intervención quirúrgica posibilita una reducción del exceso de peso que oscila entre el 60 y el 80% en el lapso de uno o dos años después de la operación. A medida que el índice de masa corporal se acerca a un nivel saludable, el cuerpo naturalmente limita la pérdida de peso. Por consiguiente, para continuar con la reducción de peso, es necesario combinar esta técnica con actividad física y una alimentación apropiada.

Es decir, resulta muy difícil que vayamos a perder demasiado peso. En el improbable caso de que esto ocurriera, podría estar relacionado con una mala alimentación o con algún problema asociado, como las diarreas o los vómitos.

¿Qué hago si tengo gases o diarrea?

Lo más habitual es que se deba a una incorrecta alimentación. Lo primero será eliminar o limitar al máximo los alimentos grasos. También será aconsejable reducir las cantidades de hidratos de carbono por comida, mezclándolos con otros grupos de alimentos. Por ejemplo, es más aconsejable añadir una pequeña porción de pasta integral como acompañamiento a una carne o pescado antes que elegir la pasta como plato principal, ya que un exceso de hidratos puede producir diarreas, flatulencia y meteorismo.

También es relativamente frecuente que, tras la cirugía, haya personas que se vuelvan intolerantes a la lactosa. Sustituye la leche y los lácteos por una versión sin lactosa o vegetal y comprueba si tienes mejor tolerancia.

Por último, evita las bebidas con gas y con azúcar, y ve aumentando la ingesta de fibra poco a poco en lugar de intentar llegar a las cantidades recomendadas de un día para otro.

¿Y si tengo estreñimiento?

Contra el estreñimiento existe la tríada dorada que consigue resolver casi siempre el problema: agua, fibra y ejercicio.

Si bebiendo dos litros de agua diarios, consumiendo frutas, verduras y cereales integrales en todas las comidas y haciendo ejercicio moderado a diario no consigues resolverlo, siempre puedes optar por laxantes suaves o ablandadores de heces de manera puntual, preferiblemente con recomendación médica.

Nunca uses laxantes por tu cuenta ni de forma habitual.

¿En cuánto tiempo volveré a trabajar?

Dependerá mucho del tipo de trabajo que realices. Después de someterse a una cirugía bariátrica, la mayoría de los pacientes regresan a sus actividades diarias en un plazo de 8 a 12 días, pero con ciertas limitaciones. La velocidad de recuperación varía de persona a persona, aunque es importante destacar que el mismo día de la cirugía podrás moverte por ti mismo.

Actividades como conducir, levantar peso, viajar en avión o hacer ejercicio vigoroso deberán esperar entre 4 y 8 semanas debido a la curación de las heridas internas y al cansancio extremo de las primeras fases.

¿Cuál es el riesgo de mortalidad de la cirugía?

La tasa de mortalidad relacionada con la cirugía bariátrica es extremadamente baja, no llega a superar el 0,1%
en general y llegando a un mínimo del 0,03% en manos
de profesionales experimentados, por lo que es prácticamente inexistente. Además, es esencial tener en cuenta
que existen investigaciones respaldadas que indican un
mayor riesgo de mortalidad en pacientes obesos que no
se someten a la cirugía en comparación con aquellos que
sí lo hacen.

Como dato adicional, se ha demostrado que después
de la cirugía bariátrica la probabilidad de muerte debido
a enfermedades relacionadas con la obesidad se reduce
en un impresionante 89%.

¿Las vitaminas serán de por vida?

Sí. Irán variando a lo largo del tiempo, sobre todo durante los dos primeros años, pero ten en cuenta que probablemente tengas que tomar multivitamínicos y otros
suplementos para el resto de tu vida. Los suplementos
más habituales son multivitamínicos, vitamina D, inyecciones musculares de B12, hierro y calcio.

¿Estaré a dieta de por vida?

Sí y no.

Con el tiempo volverás a comer de todo o casi de todo, y en ocasiones especiales podrás darte algún capricho con moderación sin problemas o sin grandes molestias. Sin embargo, recuerda que no hablamos de «estar a dieta», sino de mantener hábitos alimentarios saludables de por vida, con una dieta equilibrada y variada, acorde a tus necesidades nutricionales. Esta es la misma recomendación que se le haría a cualquier persona sana, operada o no.

¿Y qué pasa con los medicamentos?

Es muy posible que tu médico tenga que reajustar algunos medicamentos que tomabas antes de la operación. Debido a la malabsorción, puede que sea necesario aumentar la dosis de algunos para que tengan la misma eficacia, disminuir la de otros o cambiar el formato (por ejemplo, de absorción rápida en vez de retardada). Hay otros medicamentos que no se absorberán igual de bien o que pueden irritar las mucosas gástricas e intestinales, llegando incluso a provocar gastritis y úlceras. Por precaución, es mejor cambiarlos por otros. Un ejemplo de este último caso son los AINES, como el ibuprofeno o la aspirina, que se desaconsejan totalmente tras una cirugía gástrica. Deberás sustituirlos por otro tipo, como el paracetamol, o utilizar protectores gástricos.

Otros medicamentos que pueden presentar problemas son los antidepresivos. En algunos casos será necesario aumentar o reducir la dosis, por lo que tendrás que pasar por un pequeño periodo de ensayo y error junto con tu psiquiatra hasta encontrar la dosis perfecta para ti, y puede que algunos principios activos te produzcan más efectos secundarios que antes.

Mención especial a la píldora anticonceptiva: es muy probable que no se absorba bien tras una cirugía bariátrica, y además la fertilidad aumentará considerablemente con la pérdida de peso, así que debes tener mucho cuidado porque es bastante probable que falle. Deberás utilizar otro método anticonceptivo adicional, como los preservativos, o utilizar el mismo fármaco si necesitas que sea hormonal, pero en formato de parche transdérmico o anillo vaginal en lugar de la pastilla oral. Los resultados son muy buenos y mucho más seguros en este caso.

¿Es doloroso?

Dependerá de tu sensibilidad al dolor, pero generalmente no es una operación dolorosa. Gracias a que la mayoría de las intervenciones se realizan mediante laparoscopia, el dolor y el periodo de recuperación se reducen al mínimo y, en caso de tener molestias, son perfectamente manejables con cualquier analgésico normal, como el paracetamol (existe en formato líquido para los primeros días). Puedes notar algunas molestias en las zonas de las grapas y de los drenajes durante los primeros días, pero son muy llevaderas. Hay resfriados mucho peores que la cirugía.

¿No pasaré hambre comiendo cantidades tan pequeñas?

No, te lo aseguro. Al principio el estómago será tan pequeño y estará tan sensible que ni siquiera sentirás la sensación de hambre. Una vez esté todo curado, te llenarás tan pronto y harás comidas tan frecuentes que no tendrás nunca la sensación de pasar hambre ni de estar a dieta. Es más, la mayoría de las veces ni siquiera podrás acabarte el plato.

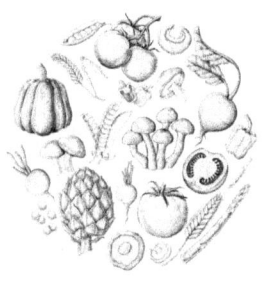

CAPÍTULO 7: CONDICIONES ESPECIALES

Tras una cirugía bariátrica, se inicia un viaje de transformación que va más allá de la pérdida de peso. En este proceso, surgen casos especiales que merecen atención particular, como la influencia de la cirugía en el embarazo o el manejo del lipedema. Estos escenarios únicos presentan desafíos y consideraciones específicas que exploraremos en detalle en este capítulo, destacando la importancia de una atención médica personalizada en el camino hacia una vida más saludable.

Embarazo y fertilidad

¿Sabías que existe una fuerte relación entre la fertilidad y la obesidad? La obesidad puede tener un impacto muy significativo en la fertilidad tanto en hombres como en mujeres.

En las mujeres, el exceso de peso puede afectar negativamente al sistema reproductivo. Puede causar irregularidades en el ciclo menstrual, dificultades para ovular y aumentar el riesgo de síndrome de ovario poliquístico (SOP). Además, las mujeres obesas pueden tener mayores probabilidades de enfrentar complicaciones durante el embarazo, como diabetes gestacional y presión arterial alta, lo que puede poner en riesgo tanto su salud como la del bebé.

En los hombres, la obesidad también puede influir en la fertilidad. El aumento de peso puede llevar a una disminución en la calidad del esperma, lo que dificulta la concepción. Además, se ha observado que la obesidad se asocia con niveles más bajos de testosterona, lo que puede afectar negativamente la función reproductiva.

La buena noticia es que la pérdida de peso, una dieta saludable y el ejercicio regular pueden mejorar la fertilidad en personas con sobrepeso u obesidad. Adoptar un estilo de vida más saludable puede ayudar a restaurar la función reproductiva normal y aumentar las posibilidades de concebir. Esto es especialmente importante en el caso de las personas que se someten a una cirugía bariátrica.

No es raro encontrar a pacientes que, creyendo ser infértiles, no toman medidas anticonceptivas durante muchos años y, tras operarse, se ven sorprendidos con un embarazo inesperado. En el caso de las mujeres esto es un tema de vital importancia, ya que el embarazo pasará a ser automáticamente de alto riesgo.

¿Cuándo puedo quedarme embarazada?

Si todo va bien y no hay ninguna contraindicación médica que lo sugiera, no hay ningún problema con quedarte embarazada tras operarte de una cirugía bariátrica. Es más, muchas mujeres cada vez más jóvenes se operan precisamente para aumentar su fertilidad y para encontrarse en el mejor estado de salud posible antes de la concepción.

Eso sí, hay algunas cosas que tendrás que tener en cuenta y que serán de vital importancia, porque serán un poquito distintas que en el resto de mujeres.

Lo primero y más esencial que debes tener en cuenta es que deberás esperar un mínimo de 18 meses tras la cirugía antes de intentar quedarte embarazada. ¿Por qué debe ser así? Porque durante el primer e incluso segundo año todavía estarás en fase de adaptación, adaptándote a la nueva dieta y con un déficit nutricional aún sin equilibrar. Además, tu peso aún no se habrá estabilizado del todo. Estos factores pueden hacer que el crecimiento del bebé no sea el adecuado y que pueda crecer con déficits nutricionales, malformaciones o con bajo peso. ¡Ten paciencia y lucha por estar sana primero tú antes para poder darle al bebé todo lo que necesita!

Además, antes de intentar quedarte embarazada deberás comentárselo a tu nutricionista para que adapte el plan de alimentación, las analíticas y los suplementos antes de la concepción. Por ejemplo, deberás empezar a tomar ácido fólico un mínimo de tres meses antes de empezar a intentarlo.

¿Por qué se considera un embarazo de riesgo?

Aunque automáticamente se considerará un embarazo de riesgo, esto no significa que algo vaya mal. Simplemente significa que el seguimiento te lo hará un especialista altamente cualificado que conozca las necesidades especiales de una paciente bariátrica. No todos los hospitales cuentan con unidades de riesgo especializadas, así que es posible que te deriven a otro hospital.

En mi caso me derivaron al mismo hospital donde me operaron, ya que es el referente para estos casos: el Hospital La Paz de Madrid. En esta consulta especializada atienden una obstetra y una nutricionista de manera conjunta, de forma que siempre irán controlando a la vez tanto el crecimiento del bebé como los análisis (que serán un poquito más exhaustivos de lo habitual) y el control de la dieta.

También tendrán especialmente en cuenta el riesgo o control de la diabetes y de la hipertensión, y te recetarán suplementos nutricionales más específicos que a las mujeres que no se hayan operado. ¡Es importante que al bebé no le falte de nada!

La buena noticia es que estarás más controlada de lo habitual, que siempre aporta un extra de tranquilidad, y además te librarás del terrible test de O´Sullivan, es decir, de la prueba de glucosa a la que deben enfrentarse valientemente la mayoría de embarazadas en el segundo trimestre. Este test está totalmente contraindicado en pacientes bariátricas, ya que puede resultar peligroso por el ya consabido síndrome de Dumping.

En su lugar, utilizarán los niveles de glucosa en ayunas o la hemoglobina glicosilada y, si hay sospecha de diabetes gestacional, se hará un control de glucosa en casa mediante un glucómetro (un pinchacito en el dedo antes y después de las comidas).

Alimentación y suplementos

Como ya imaginarás y ya hemos comentado también, deberá llevarse un control muy exhaustivo de la alimentación de los suplementos nutricionales.

Lo primero será comenzar con el ácido fólico un mínimo de tres meses antes de iniciar el intento de concebir. Una vez confirmamos el embarazo, te derivarán a la unidad de riesgo y allí te pedirán los primeros análisis (quizá se adelante el médico de cabecera, pero no pasa nada por duplicar un pinchacito). Te recetarán unas vitaminas especiales para la gestación de mayor calidad y más específicas que las habituales y te irán alternando consultas con ecos y análisis. Es muy probable que también te receten un suplemento de hierro o de calcio, que es muy habitual en todas las embarazadas, aunque estos suplementos serán de asimilación fácil, para asegurarse de que las absorbes de forma correcta.

Te controlarán también el peso, como es habitual en todas las embarazadas. Vigilarán que no subas demasiado de peso, pero también que aumentes el mínimo aconsejado. No te preocupes si durante el primer trimestre no aumentas nada o incluso adelgazas, es completamente normal incluso en pacientes no bariátricas, debido a las náuseas. Tampoco te preocupes si tardan un poquito en darte cita o en controlarte con análisis: durante el primer trimestre el feto es tan pequeño que apenas necesita nutrientes (salvo el ácido fólico), así que bastará con que sigas una alimentación saludable. Es a partir del segundo trimestre cuando será absolutamente esencial que cumplas con todos los suplementos.

Por lo demás, no tiene por qué ser muy diferente al embarazo de cualquier otra mujer. Lo esencial siempre será mantenerse saludable y activa y, como los hábitos que se recomiendan durante el embarazo son los mismos que los que se recomiendan tras la cirugía bariátrica, ya estarás más que preparada y acostumbrada. ¡Irás con ventaja!

Obstrucciones

Por desgracia, la obstrucción intestinal es un riesgo potencial que las mujeres embarazadas que han sido sometidas a cirugía bariátrica pueden enfrentar debido a los cambios anatómicos que ocurren como resultado de la cirugía y del propio embarazo. La probabilidad de obstrucción intestinal durante el embarazo depende en gran medida del tipo de cirugía bariátrica que se haya realizado, siendo el bypass gástrico el que más problemas puede presentar.

Durante el embarazo, el útero en expansión ejerce presión sobre los órganos abdominales, incluyendo el intestino, lo que puede aumentar el riesgo de obstrucción intestinal. Esta presión adicional puede llevar a una torsión o estrangulación de una parte del intestino, lo que puede ser potencialmente grave y requerir tratamiento médico de urgencia e incluso cirugía.

Para reducir el riesgo de obstrucción intestinal durante el embarazo después de una cirugía bariátrica, es importante que las mujeres se sometan a un seguimiento médico cuidadoso y pregunten cualquier duda a sus médicos. Se pueden tomar medidas preventivas y se pueden hacer ajustes en la dieta y la nutrición para garantizar que el embarazo sea lo más saludable posible. Por ejemplo, se puede retomar una dieta relativamente blanda o incluso purés y líquidos durante el tercer trimestre, cuando los intestinos se ven más aplastados por el útero. Comenta esta posibilidad con tus médicos si te preocupa sufrir una obstrucción intestinal o ya has tenido alguna con anterioridad, de forma que puedan orientarte para seguir una dieta blanda sin que te falte ningún nutriente, especialmente las proteínas. Míralo por el lado bueno: puede ser una buena oportunidad para acostumbrarte a preparar potitos caseros para el futuro bebé.

Lipedema: la obesidad que no desaparece ni con bypass

¿Has oído hablar alguna vez del lipedema? A decir verdad, pocos lo han hecho y, de ellos, la mayoría lo confunde con el linfedema, que poco tiene que ver. Entonces, ¿qué es el lipedema?

El lipedema es una condición médica crónica y poco común que afecta principalmente a las mujeres. Se caracteriza por un aumento anormal de grasa en ciertas áreas concretas del cuerpo, generalmente en las piernas y, en ocasiones, en los brazos. Esta acumulación de grasa es simétrica, lo que significa que afecta ambos lados del cuerpo de manera similar.

Las personas con lipedema sufren un aumento desproporcionado de grasa en las piernas, que a menudo se asemeja a un aspecto de «pantalones bombachos» o «patas de elefante» que no sigue la simetría del resto del cuerpo. A medida que la condición progresa, la grasa acumulada puede causar dolor, sensibilidad, mala circulación, tendencia a las varices y los calambres y fácil aparición de hematomas incluso sin razón aparente. También puede haber una mayor susceptibilidad a la retención de líquidos en estas zonas.

El lipedema es una condición crónica y progresiva, lo que significa que tiende a empeorar con el tiempo incluso aunque se trate adecuadamente. No se comprende completamente su causa, pero se cree que hay un fuerte componente genético involucrado, ya que a menudo se encuentra en varios miembros de la misma familia.

El diagnóstico y tratamiento del lipedema generalmente involucra a un especialista en enfermedades linfáticas o un cirujano vascular. Los tratamientos pueden incluir terapia física, compresión médica, cambios en la dieta, ejercicio y balance de líquidos. Sin embargo, ninguna de esas medidas hace que mejore o desaparezca. Solo la cirugía es efectiva para reducir la acumulación de grasa en las áreas afectadas, y solo hay un tipo de cirugía aconsejado: la liposucción mediada con agua.

¿Por qué cuento todo esto? Porque yo, que siempre he sido mucho más ancha de piernas y glúteos que de cintura o pecho, pensé que al perder mucho peso mis piernas también se equilibrarían. Mi sorpresa fue mayúscula cuando, tras someterme al bypass gástrico y perder cerca de 40 kg, mis piernas seguían prácticamente igual que antes. No podía ser, ¿qué había pasado? Había pasado que tengo lipedema, una condición congénita de la que ni siquiera han oído hablar muchos médicos.

Para que te hagas una idea, el lipedema no es sencillamente tener las piernas anchas, tener curvas o forma de pera, como se ha llamado toda la vida. No, va mucho más allá: es utilizar una talla 38 de camiseta y una 44 de pantalón. Es no poder utilizar ningún pantalón pitillo de esos tan de moda porque la pantorrilla sencillamente no entra, aunque en la cintura puedas montar la carpa de un circo. Es que sencillamente no existan botas altas con el ancho de tus gemelos o tengan que hacértelas a medida. Pero no es solo un tema estético: también es que te pesen las piernas todo el día, que incluso los roces más leves resulten dolorosos en la piel, despertarte cada día con hematomas nuevos sin saber cómo te los has hecho, tener que utilizar medias de compresión para ir a hacer la compra…

Como anécdota puedo contar que una vez me hice un tatuaje justo encima del tobillo, por la parte de dentro, donde hay más «chicha», que se supone que no duele apenas. Gracias al lipedema se convirtió en una de las experiencias más dolorosas que he experimentado. ¡Me dolió más que otro tatuaje en plenas costillas, una de las zonas más sensibles del cuerpo!

Si también es tu caso y crees que puedes sufrir lipedema, no te frustres si tus proporciones no cambian tras la cirugía de pérdida de peso. Recuérdate que lo principal es siempre la salud y que, aunque solo la liposucción mediante agua puede solucionarlo, existen medidas no quirúrgicas para que el lipedema no vaya a más.

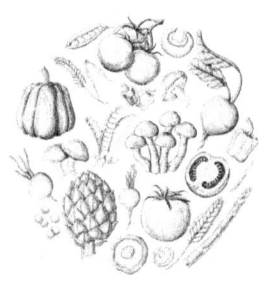

CAPÍTULO 8: NUEVA NORMALIDAD

Ahora que ya sabes todo lo que hay saber sobre la cirugía bariátrica, que ya te has grabado en la cabeza los hábitos saludables y las recomendaciones generales, quizá te estés preguntando cómo se integran todos estos nuevos hábitos y rutinas en el día a día de una persona operada.

Mucha gente me ha preguntado: «vale, pero ¿cómo es realmente un día normal para ti? ¿Es diferente al de una persona no operada?». La respuesta corta es «sí, es un poco diferente, pero no mucho». La respuesta larga es que en realidad no se diferencia demasiado del día a día de cualquier otra persona que también lleve un estilo de vida saludable, aunque hay algunos detalles que serán parte de tu vida y quizá no lo sea para la mayoría de personas, pero que no supondrán grandes sacrificios ni perturbaciones ni impiden en absoluto una vida completamente normal.

Dicho esto, ¿cómo es un día normal para una persona bariátrica?

Un día cualquiera 7 años después de la cirugía

Han pasado más de siete años desde mi cirugía y he pasado por todas las desavenencias y experiencias habidas y por haber. He tenido que aprender a convivir con algunas de sus secuelas y también a adaptarme a mis nuevas necesidades y capacidades. Ya ha pasado más que suficiente tiempo de adaptación y he intentado establecer una rutina que funciona para mí.

Por experiencia, puedo afirmar que lo más difícil a menudo es mantener esa rutina, y no temo confesar que no siempre lo consigo; hay días vagos, días difíciles de gestionar, días de agotamiento y días en los que me consiento. Por otro lado, también hay días que cumplo la rutina a rajatabla, otros que doy más de mí de lo que pensaba posible, días que redescubro mis límites y me empujo un poquito más allá de ellos para seguir creciendo y mejorando.

Al final, se trata de un proceso (la vida) y de aprender a dar lo mejor de nosotros mismos. Unos días será más, otros días menos, pero siempre estaremos moviéndonos dentro de ciertos márgenes y de ciertos hábitos que nos empujen en la dirección de nuestros objetivos. Eso sí, cuanto más tiempo consigamos mantener un hábito, más fácil será que nos salga solo, sin necesidad de hacer ningún o casi esfuerzo. Incluso puede llegar un punto en el que nos sintamos incómodos o incompletos si no realizamos nuestra rutina.

Una vez dicho esto, veamos cómo es un día cualquiera siete años después de la cirugía. He escogido un día real del mes en el que me encuentro escribiendo esto, uno concreto para que podáis ver cómo es con esos «añadidos de persona bariátrica».

Nada más despertar, lo primero que hago es tomarme las vitaminas. Durante casi todo el año son multivitamínicos y vitamina D, pero a veces (según análisis) también incluye hierro. Ahora mismo estoy con hierro, así que me lo tomo con medio vaso de zumo de piña sin azúcar y espero una hora antes de desayunar, ya que así se absorbe mejor el hierro. Con los multivitamínicos no es necesario esperar.

Como tengo que esperar una hora para desayunar y aún estoy dormida, aprovecho para hacer una rutina de yoga que me ayude a ponerme en movimiento, a estirar bien los músculos y a sentirme relajada y concentrada para afrontar el día. Además, es una manera ideal de empezar a quemar las primeras calorías del día, mejorar el equilibrio, cuidar la salud mental y aumentar la tonicidad muscular. ¡El yoga es mucho más exigente de lo que parece si no lo has practicado nunca! No me olvido de mi botella de agua o de agua con limón para mantenerme hidratada.

Tras la sesión de yoga y una ducha rápida, estoy llena de energía y a la vez calmada. Es el momento perfecto para preparar el desayuno y planificar el día: dos tostas de pan integral pequeñas con tomate triturado, unas gotas de aceite de oliva, un par de lonchas de jamón serrano y una fruta. Hoy ha tocado una ciruela negra. Evito los lácteos en el desayuno cuando estoy tomando hierro, porque entorpece su absorción, pero el resto del tiempo no hay problema. ¡Verás que no hay café ni té! Intento no beber durante las comidas, ya que es lo que más síndrome de Dumping suele provocarme, junto al azúcar. Esperaré un ratito después de desayunar.

Ya desayunada y con energía para enfrentarme a todo, toca ponerme a trabajar. Mi trabajo es muy sedentario, prácticamente siempre delante de una pantalla, ya sea el ordenador o el móvil, así que cada hora o dos horas intento levantarme y mover un poco las piernas. A veces me basta con aprovechar para prepararme una infusión (y compensar el líquido que no incluyo durante las comidas) y otras veces el cuerpo me pide más movimiento. En esos casos, aprovecho para hacer unas pocas sentadillas o unos estiramientos. La espalda también lo agradece.

A media mañana toca otra comida pequeña. Hoy ha sido yogur desnatado natural con un puñado de avena sin azúcar (literal, lo que me cabe en el puño) y tres lonchas de pavo frío. Después, vuelta al trabajo.

Hoy tengo que parar de trabajar un rato antes de la hora de la comida porque tengo cita con mi enfermera. Tiene que pincharme la vitamina B12 mensual, así que dejo todo quince minutos antes y me marcho dando un paseo hasta mi centro de salud. En cinco minutos ya tengo el culo pinchado y me doy otro pequeño paseo de vuelta a casa. Sin darme cuenta, ya he caminado media hora, ¡bien! Como tengo menos tiempo para comer, he descongelado unas lentejas que dejé hechas de otro día: lentejas, hueso para dar sabor, cebolla, judías verdes, zanahoria, media patata y medio chorizo pequeño, que tampoco pasa nada por dos rodajas. Como no me apetece añadirle arroz, voy a completar la legumbre con una tosta de pan integral para empujar y ¡voilà!, proteína vegetal completa. Estoy llena y el postre no me cabe, así que me dejo la manzana para la merienda.

De vuelta al trabajo, más perezosa pero no mucho, porque las digestiones son mucho menos pesadas y cortas desde que me operé, así que en media hora ya estoy a pleno rendimiento. Termino las tareas pendientes acompañada de otra infusión y, en cuanto termino mi jornada, salgo disparada. Según el día, aprovecho las tardes para las tareas de casa o para hacer algo de ejercicio. Generalmente intento hacer algo de pesas tres veces por semana, y el resto de los días me mantengo activa con tareas rutinarias: hacer la compra sin el coche, ir a correos andando, visitar a mi madre y sacar a su perro a la calle… Vivir sin ascensor y subir escaleras también ayuda mucho.

A la hora de la merienda me como la manzana que me sobró de la comida y una tortita de arroz inflado con queso crema desnatado, tipo Philadelphia, y una cucharadita de mermelada de melocotón sin azúcar. ¡Qué rico!

Tras la merienda y hasta la noche disfruto de mi tiempo libre, que también es muy necesario. Disfruto de mi familia, de mi serie favorita, el último videojuego, tocar la guitarra… Intento diversificar para mantenerme ocupada y mentalmente activa y sana, no caer en la inactividad o la depresión y disfrutar más del día a día.

Por la noche toca la hora de la cena: pescado blanco al horno con ensalada de lechugas variadas, cebolla, maíz, nueces y aceitunas. De postre, un yogur desnatado. Tras la cena aprovecho para planear el día siguiente en mi bullet journal y, si hace buen tiempo, doy un pequeño paseo de veinte minutos. No puede faltar mi atracón de lectura diario en la cama, así que escojo un buen libro y ¡hasta mañana!

Ya ves que un día normal no se diferencia mucho del de cualquier otra persona. Empezamos el día con un puñadito de pastillas y de vez en cuando tenemos que ir al médico, como el pinchazo de B12 mensual o la revisión con el nutricionista una vez al año, pero por lo demás es bastante similar.

¿Y cómo es un día festivo, en el que tienes que salir a comer fuera de casa?

Pues es bastante similar. Por ejemplo, el fin de semana pasado salí a comer con mi pareja y mis suegros. Escogieron un restaurante mexicano, comida que por cierto me encanta. Se dejaron asesorar por la camarera y pidieron un montón de comida para probarlo todo. ¡Pidieron demasiado, ni siquiera ellos podían con todo! ¿Cómo fue para mí estando operada?

Lo primero fue no pedir bebida. Como la comida mexicana tiene muchas especias y es picante, da mucha sed, pero con robarle un par de pequeños traguitos al agua de mi pareja es suficiente. No beber mientras como es una de mis máximas y sigue siendo así siete años después. Lo siguiente fue escoger bien qué iba a comer de todo el banquete que habían pedido. Limité mi plato a dos tortillas de trigo pequeñas y lo que cupiese en ellas, no más. Había arroz, carne mechada, pollo, ternera, muchas salsas… y todo tenía una pinta deliciosa, pero tenía que elegir. Elegí las carnes con menos salsas, las que fueran más magras, como el pollo, y los picantes más suaves. Llené cada tortilla con dos sabores (la mitad de uno y la otra mitad de otro), de forma que pudiera probar cuatro sabores con solo dos tortillas. Optimizar es ganar.

Para cuando terminaron, sobró comida y aun así pidieron postre. Ellos no respetan sus propios límites, está claro. El postre (bizcocho de maíz y guayaba) no lo probé porque evito el azúcar y los postres en general, pero ni corta ni perezosa pedí que nos guardaran lo que había sobrado de la comida en un tupper para llevarnos a casa. ¡No se va a tirar aunque no nos quepa! Al final, no se trata de no poder comer fuera, sino de conocer tus límites y respetarlos, y si hace falta pedir para llevar lo que te sobra del plato, se hace, que no pasa nada: así el restaurante sabe que estaba rico y que lo aprecias, y además no se desperdician comida ni recursos y de paso ya tienes la cena hecha. Todos salen ganando.

Menú fase 2: líquidos densos y purés

	L	M	X	J	V	S	D
Desayuno	Yogur líquido 0%	Papilla de fruta sin grumos	Yogur líquido 0%	Papilla de fruta sin grumos	Yogur líquido 0%	Papilla de fruta sin grumos	Yogur líquido 0%
Media mañana	Zumo sin azúcar, diluido	Leche desnatada	Natillas proteicas sin azúcar	Leche desnatada	Zumo sin azúcar, diluido	Leche desnatada	Natillas proteicas sin azúcar
Comida	Puré de calabacín con quesito + proteína en polvo	Puré de ternera guisada con patata, zanahoria y guisantes	Puré de calabaza + proteína en polvo	Gazpacho colado	Crema de setas + proteína en polvo	Puré de patata ligero con carne triturada	Puré de pollo estofado con huevo duro y verduras
Merienda	Pudding o flan de huevo sin azúcar	Yogur líquido 0%	Zumo sin azúcar, diluido	Yogur líquido 0%	Pudding o flan de huevo sin azúcar	Yogur líquido 0%	Zumo sin azúcar, diluido
Cena	Batido de proteínas	Queso batido 0% con mermelada sin azúcar	Crema de pollo, huevo cocido y fideos	Batido de proteínas	Crema de salmón y puerro	Batido de proteínas	Puré de lentejas
Recena opcional	Yogur 0% o leche	Yogur 0% o leche	Yogur 0% o leche	Yogur 0% o leche	Yogur 0% o leche	Yogur 0% o leche	Yogur 0% o leche

	L	M	X	J	V	S	D
Desayuno	Pudding proteico sin azúcar	Papilla de fruta sin grumos	Helado de yogur y fruta casero	Flan de huevo sin azúcar	Papilla de fruta sin grumos	Helado de yogur y fruta casero	Yogur líquido 0%
Media mañana	Papilla de fruta	Leche desnatada	Papilla de fruta	Zumo sin azúcar, diluido	Leche desnatada	Papilla de fruta	Natillas proteicas sin azúcar
Comida	Hummus ligero	Crema de pollo con guisantes y zanahoria	Sopa de cocido sin grasa, con pollo, garbanzos y huevo (triturado en crema)	Puré de calabaza, coliflor y pescado blanco	Puré de brócoli, espinacas y ternera	Puré de judías verdes, guisantes y pavo frío	Sopa de pescado sin tropezones
Merienda	Pudding o flan de huevo sin azúcar	Yogur líquido 0%	Helado de yogur y plátano casero	Yogur líquido 0%	Pudding o flan de huevo sin azúcar	Yogur líquido 0%	Zumo sin azúcar, diluido
Cena	Batido de proteínas	Gazpacho de sandía	Batido de proteínas	Vichyssoise + proteína en polvo	Crema de arroz con pollo	Batido de proteínas	Batido de proteínas
Recena opcional	Yogur 0% o leche	Yogur 0% o leche	Yogur 0% o leche	Yogur 0% o leche	Yogur 0% o leche	Yogur 0% o leche	Yogur 0% o leche

Menú fase 3: semisólidos

	L	M	X	J	V	S	D
Desayuno	Melocotón en almíbar ligero (sin azúcar), troceado	Yogur 0% con trocitos de fruta	Plátano maduro + pavo frío troceado	Yogur 0% con trocitos de fruta	Queso fresco 0% con mermelada sin azúcar	Smoothie de manzana, plátano y espinacas	Flan de huevo sin azúcar
Media mañana	Salmón ahumado con Philadelphia	Smoothie casero de fruta	Rollito de pavo frío con guacamole	Salmón ahumado con Philadelphia	Leche con galletas sin azúcar	Yogur 0% natural	Rollito de pavo frío con guacamole
Comida	Gazpacho con surimi y huevo troceados	Cuscús con verduras salteadas muy picadas	Puré de estofado de ternera con trocitos de verdura	Macarrones con tomate casero y huevo duro picado	Huevos revueltos con aguacate maduro	Puré de patata con salmón al horno muy picado	Espinacas a la crema con ricotta
Merienda	Yogur 0% con trocitos de fruta	Queso fresco 0% con mermelada 0%	Yogur 0% con trocitos de fruta	Flan de huevo sin azúcar	Yogur 0% con trocitos de fruta	Queso fresco 0% con mermelada 0%	Yogur 0% con trocitos de fruta
Cena	Carne picada a la plancha con puré de patata	Huevos revueltos cremosos con zanahoria baby cocida	Sopa de pollo con fideos y huevo cocido picado	Pescado blanco cocido con puré de zanahoria y guisantes	Hummus de lentejas con nueces + 1 tosta de pan integral	Carne picada con coliflor y patata asadas	Pescado blanco con arroz y calabaza asada
Recena opcional	Yogur 0% o leche	Yogur 0% o leche	Yogur 0% o leche	Yogur 0% o leche	Yogur 0% o leche	Yogur 0% o leche	Yogur 0% o leche

Menú fase 4: dieta normalizada

	L	M	X	J	V	S	D
Desayuno	Yogur 0% + plátano	2 tostas integrales con tomate triturado + 2 lonchas de pavo	Bol de yogur 0% + puñado de cereales + fruta picada	2 tostas integrales con margarina y mermelada sin azúcar	2 tostas integrales con tomate + jamón serrano	Rollitos de pavo frío relleno de philadelphia	2 tostas integrales con tomate + jamón serrano
Media mañana	STosta integral de jamón serrano	Queso fresco 0% + pera	Frutos secos + pavo frío	Yogur 0% + naranja	Queso fresco 0% + mermelada sin azúcar	Smoothie casero de fruta con leche	Rollitos de pavo, philadelphia y aguacate
Comida	Muslito de pollo asado + patata, cebolla y zanahoria asadas	Arroz blanco con pollo y verduras salteadas + fresas	Guisantes salteados con jamón + tosta integral + manzana	Gazpacho + cinta de lomo a la plancha + sandia	Macarrones salteados con ajo, AOVE, espinacas y gambas + yogur	Espaguetis de calabacín salteados con pollo + melón	Lentejas con verduras + tosta integral + naranja
Merienda	Yogur 0% con trocitos de fruta	Yogur 0% + 1 puñado de nueces y pasas	Yogur 0% + plátano	Nueces + manzana	Leche + 2 galletas tipo María	Tosta integral de pavo + yogur	Queso fresco 0% + mermelada 0%
Cena	Ensalada de lechuga con atún, tomate, maíz + kiwi	Merluza al horno + judias verdes rehogadas + piña	Revuelto con champiñones y setas + tosta integral + ciruela	Salmón al horno + pimientos salteados + gelatina 0%	Ensalada de tomate con queso fresco + pollo a la plancha + uvas	Puré de calabaza + lata de sardinillas en aceite + melocotón	Huevo a la plancha + patata asada + pimientos asados + yogur

www.ingramcontent.com/pod-product-compliance
Lightning Source LLC
Chambersburg PA
CBHW070019300526
45794CB00001B/366